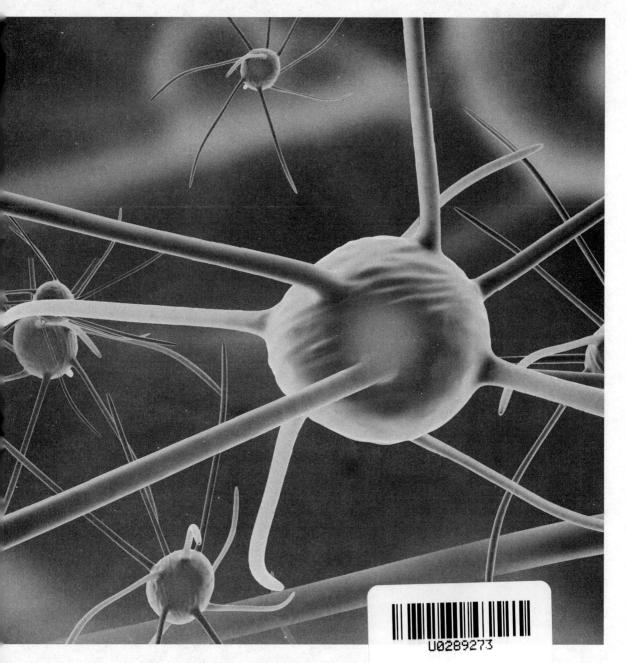

神经外科学

SHEN JING WAI KE XUE

李长明　杨继文　李爱国 主编

江西科学技术出版社

江西·南昌

图书在版编目（CIP）数据

神经外科学 / 李长明, 杨继文, 李爱国主编. —南昌：江西科学技术出版社, 2019.3（2023.7重印）

ISBN 978-7-5390-6807-7

Ⅰ. ①神… Ⅱ. ①李… ②杨… ③李… Ⅲ. ①神经外科学 Ⅳ. ①R651

中国版本图书馆CIP数据核字（2019）第096968号

国际互联网（Internet）地址：

http://www.jxkjcbs.com

选题序号：**ZK2019005**

图书代码：**B19056-102**

神经外科学　　　　　　　　　　　李长明　杨继文　李爱国　主编

出版发行	江西科学技术出版社
社址	南昌市蓼洲街2号附1号
	邮编：330009　电话：（0791）86623491　86639342（传真）
印刷	永清县晔盛亚胶印有限公司
经销	各地新华书店
开本	787 mm×1092 mm　1/16
字数	133千字
印张	8
版次	2019年3月第1版　2023年7月第2次印刷
书号	ISBN 978-7-5390-6807-7
定价	55.00元

赣版权登字-03-2019-115

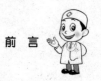

前　言

近年来,神经外科基础与临床的研究进入一个崭新的时代,人们对神经系统疾病的认识已经深入到分子水平,神经影像学技术的进步和微侵袭外科的发展,也使神经系统疾病的诊断和手术治疗技术日臻完善。

本书绪论部分先对外科学、神经外科学的概念与新进展进行了基本阐述,后分为神经外科基础、颅脑损伤、其他神经外科疾病以及神经外科手术基础、技术与护理进行了全面阐释与说明,以期为广大从事神经外科临床与手术的医务人员提供切合实用的理论指导。

由于本书包罗内容较多,涉及知识较烦琐,编写人员较多,各章节内容的格式、深度和广度可能并不一致,且谬误无可避免,敬请广大读者批评指正。

目 录

1 绪论 1

1.1 外科学 / 1

1.2 神经外科学 / 5

1.3 神经外科新进展 / 13

2 神经外科基础 19

2.1 神经系统 / 19

2.2 神经系统的活动方式 / 27

2.3 一般诊疗技术 / 32

3 颅脑损伤 37

3.1 颅脑损伤概论 / 37

3.2 头皮损伤 / 43

3.3 颅骨损伤 / 48

3.4 脑损伤 / 55

3.5 外伤性颅内血肿 / 64

3.6 开放性颅脑损伤 / 69

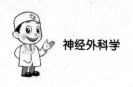

4　其他神经外科疾病　　75

4.1　颅内感染性疾病 / 75

4.2　脊柱和脊髓损伤 / 79

4.3　脊柱和脊髓疾病 / 89

4.4　功能性疾病 / 99

5　神经外科手术基础　　108

5.1　神经外科手术 / 108

5.2　手术人员和主要器械设备 / 112

5.3　手术前准备与麻醉 / 117

结　语　　122

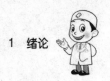

1　绪论

1.1　外科学

外科学是医学科学的一个重要组成部分,它的范畴是在整个医学的历史发展中形成,并且不断更新变化的。在古代,外科学的范畴仅仅限于一些体表的疾病和外伤;但随着医学科学的发展,对人体各系统、各器官的疾病在病因和病理方面获得了比较明确的认识,加之诊断方法和手术技术不断地改进,现代外科学的范畴已经包括许多内部的疾病。

1.1.1　历史研究

早在古埃及出土的木乃伊,就可以发现头颅的手术痕迹。而早在 2000 多年前的中国,也就已经从战争、生产和生活的实践中总结出一些外科的实践经验。现代外科学开创于 19 世纪末,起先经常由受过培训的理发师代理执行手术——即所谓的"医疗理发师",因此在今天的许多英联邦国家外科医师被称呼为"先生"而不是"医生"。在 20 世纪初,随着消毒、麻醉、止血、输血等技术的产生和进步,现代外科学得以逐渐深化及完善。现代外科学奠基于是 19 世纪 40 年代,先后解决了手术疼痛、伤口感染和止血、输血等问题。

手术疼痛曾是妨碍外科发展的重要因素之一。1846 年美国 Morton 首先采用了乙醚作为全身麻醉剂,并协助 Warren 用乙醚麻醉施行了很多大手术。自此,乙醚麻醉就被普遍地应用于外科。1892 年德国 Schleich 首先倡用可卡因作局部浸润麻醉,但由于其毒性高,不久即由普鲁卡因所代替,至今普鲁卡因仍为安全有效的局部麻醉药。

伤口"化脓"是 100 余年前外科医生所面临的最大困难问题之一,其时,截肢后的

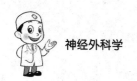

死亡率竟高达40%～50%。1846年匈牙利Semmelweis首先提出在检查产妇前用漂白粉水将手洗净,遂使他所治疗的产妇死亡率自10%降至1%,这是抗菌技术的开端。1867年英国Lister采用石炭酸溶液冲洗手术器械,并用石炭酸溶液浸湿的纱布覆盖伤口,使他所施行的截肢手术的死亡率自40%降至15%,从而奠定了抗菌术的基本原则。1877年德国Bergmann对15例膝关节穿透性损伤伤员,仅进行伤口周围的清洁和消毒后即加以包扎,有12例痊愈并保全了下肢,他认为,不能将所有的伤口都视为感染的,而不让伤口再被玷污更为重要。在这个基础上他采用了蒸气灭菌,并研究了布单、敷料、手术器械等的灭菌措施,在现代外科学中建立了无菌术。1889年德国Furbringer提出了手臂消毒法,1890年美国Halsted倡议戴橡皮手套,这样就使无菌术臻于完善。手术出血也曾是妨碍外科发展的另一重要因素。1872年英国Wells介绍止血钳,1873年德国Esmarch在截肢时倡用止血带,他们是解决手术出血的创始者。1901年美国Landsteiner发现血型,从此可用输血来补偿手术时的失血。初期采用直接输血法,但操作复杂,输血量不易控制;1915年德国Lewisohn提出了混加枸橼酸钠溶液,使血不凝固的间接输血法,以后又有血库的建立,才使输血简便易行。

1929年英国Fleming发现了青霉素,1935年德国Domagk倡用百浪多息(磺胺类药),此后各国研制出一系列抗菌药物,为外科学的发展开辟了一个新时代。再加以麻醉术的不断改进,输血和补液的日益受到重视,这样就进一步扩大了外科手术的范围,并增加了手术的安全性。50年代初期,低温麻醉和体外循环的研究成功,为心脏直视手术开辟了发展道路。60年代开始,由于显微外科技术的进展,推动了创伤、整形和移植外科的前进。70年代以来,各种纤维光束内窥镜的出现,加之影像医学的迅速发展(从B型超声、CT、MRI、DSA到SPECT、PET)大大提高了外科疾病的诊治水平;特别是介入放射学的开展,应用显微导管进行超选择性血管插管,不但将诊断,同时也将治疗深入到病变的内部结构。此外,生物工程技术对医学正在起着更新的影响,而医学分子生物学的进展,特别对癌基因的研究,已深入到外科领域中。毫无疑问,外科学终将出现多方面的巨大变化。随着现代外科学在广度和深度方面的迅速发展,一个外科医生已不可能掌握外科学的全部知识和技能;为了继续提高水平,就必须有所分工。因此,外科要进一步分为若干专科;有的按人体的部位,如腹部外科、胸心外科;有的按人体的系统,如骨科、泌尿外科、脑神经外科、血管外科;有的是按病人年龄的特点,如小儿科、老年外科,有的是按手术的方式,如整复外科、显微外科、移植外科;还有的是按疾病的性质,如肿瘤外科、急症外科等。特别是由于手术范围的日益发展,对麻醉的要求不断提高,就需要有麻醉专业;建立监护病房,也是为了达到同一目的。

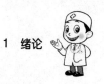

外科经常处理的问题包含了创伤、各种胸腹部急症、先天/后天性畸形、恶性肿瘤、器官移植等,在临床应用上和麻醉学、特级护理学、病理学、放射学、肿瘤学等其他医学专科工作关系极其密切。随着药物、早期诊断技术与其他医疗科技(比如介入放射学)的发达,许多疾病的治疗都转变为非外科治疗为主,然而外科手术仍然是这些治疗无效或产生并发症不可或缺的后线支持,而外科微创手术(内窥镜手术)的领域也在蓬勃发展。

1.1.2 疾病分类

1.1.2.1 损伤

由暴力或其他致伤因子引起的人体组织破坏,例如内脏破裂、骨折、烧伤等,多需要手术或其他外科处理,以修复组织和恢复功能。

1.1.2.2 感染

致病的微生物或寄生虫侵袭人体,导致组织、器官的损害、破坏、发生坏死和脓肿,这类局限的感染病灶适宜于手术治疗,例如坏疽阑尾的切除、肝脓肿的切开引流等。

1.1.2.3 肿瘤

绝大多数的肿瘤需要手术处理。良性肿瘤切除有良好的疗效;对恶性肿瘤,手术能达到根治、延长生存时间或者缓解症状的效果。

1.1.2.4 畸形

先天性畸形,例如唇裂腭裂、先天性心脏病、肛管直肠闭锁等,均需施行手术治疗。后天性畸形,例如烧伤后瘢痕挛缩,也多需手术整复,以恢复功能和改善外观。

1.1.2.5 其他性质的疾病

常见的有器官梗阻如肠梗阻、尿路梗阻等;血液循环障碍如下肢静脉曲张、门静脉高压症等;结石形成如胆石症、尿路结石等;内分泌功能失常如甲状腺功能亢进症等,也常需术治疗予以纠正。

现代外科学,不但包括上列疾病的诊断、预防以及治疗的知识和技能,而且还要研究疾病的发生和发展规律。为此,现代外科学必然要涉及实验以及自然科学基础。

外科学与内科学的范畴是相对的。如上所述,外科一般以需要手术或手法为主要疗法的疾病为对象,而内科一般以应用药物为主要疗法的疾病为对象。然而,外科疾病也不是都需要手术的,而常是在一定的发展阶段才需要手术,例如化脓性感染,在前期一般先用药物治疗,形成脓肿时才需要切开引流。而一部分内科疾病在它发展到某一阶段也需要手术治疗,例如胃十二指肠溃疡引起穿孔或大出血时,常需要手术治疗。

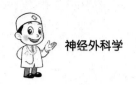

不仅如此,由于医学科学的进展,有的原来认为应当手术的疾病,已经可以改用非手术疗法治疗,例如大部分的尿路结石可以应用体外震波,使结石粉碎排出。有的原来不能施行手术的疾病,创造了有效的手术疗法,例如大多数的先天性心脏病,应用了低温麻醉或体外循环,可以用手术方法来纠正。特别由于介入放射学的迅速发展,使外科与内科以及其他专科更趋于交叉。所以,随着医学科学的发展和诊疗方法的改进,外科学的范畴将会不断地更新变化。

外科学是现代医学的一个科目,主要研究如何利用外科手术方法去解除病人的病原,从而使病人得到治疗。外科学和所有的临床医学一样,需要了解疾病的定义、病因、表现、诊断、分期、治疗、预后,而且外科学更重视开刀的适应症、术前的评估与照顾、手术的技巧与方法、术后的照顾、手术的并发症与预后等与外科手术相关的问题。

临床外科学根据治疗目标的不同有着明确的分工,可分为普通外科(现专指各种腹腔、乳房、甲状腺及简单的皮肤外科)、心脏外科、胸腔外科(两者可合称心胸外科)、血管外科、神经外科(有时简称脑外科)、头颈外科、泌尿外科、整形外科、矫形外科(即骨外科)、小儿外科、移植外科等。广义的外科学则尚可包含眼科、耳鼻喉科、妇产科、牙科(口腔颌面外科)等。

1.1.3 发展成就

现代外科学传入中国虽有几百年的历史,然而在旧中国进展很慢,一直处于落后状态。有外科设备的大医院都设在少数的几个大城市,稍大的手术如胃大部切除、胆囊切除或肾切除等也只能在几个大城市的几个大医院中进行;外科医生很少,外科的各种专科多未形成。中华人民共和国成立后,中国的外科学建立了比较完整的外科体系。中国各省、自治区、直辖市都有了高等医学院校外科队伍不断壮大;外科专科如麻醉科、腹部外科、胸心外科、骨科、整复外科、泌尿外科、神经外科以及儿科外科等均已先后建立。外科技术不但得到普及,并且在普及的基础上有了显著的提高。普及方面:中国的县医院有外科专业,设备和技术条件不断改善;而且不少县以下的基层医院也开展了外科工作。提高方面:新的外科领域如心血管外科、显微外科技术以及器官一直正在蓬勃发展,并取得了可喜的成绩。另外重要的外科仪器器械如体外循环机、人工肾、心脏起搏器、纤维光束内镜、人工血管、人工心脏瓣膜、人工关节以及微血管器械、震波碎石装置等,都能自行设计生产。由于贯彻了中医政策,中西医结合在外科领域里也取得了不少成绩。中西医结合治疗一些外科急腹症,如急性胰腺炎、胆管结石以及粘连性肠梗阻等,获得了较好疗效。中西医结合治疗骨折应用动静结合原则,采

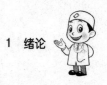

用小夹板局部外固定,既缩短了骨折愈合时间,又恢复了肢体功能。其他如内痔、肛瘘和血管性脉管炎等应用中西医结合方法,均取得了较单纯西医治疗为好的效果。

新中国成立以来广大的外科工作者遵循为人民服务的方向,对严重危害人民健康的疾病和创伤,千方百计地进行抢救,做出了优异成绩。自 1985 年成功地抢救了一例大面积烧伤工人之后,大面积烧伤的抢救治疗水平不断提高,又有不少例 3 度烧伤面积超过 90％的治愈报道。进入了国际领先行列。1963 年,首次成功地为一工人接活了已断离 6 小时的右前臂后,中国各地陆续接活了断指、断掌、断肢已达数千例。离断时间长达 36 小时的肢体、截断三节的上肢的再植、同体异肢的移植等均获得成功,在国际上属于领先地位。多年来,中国外科工作者在长江两岸从旧社会遗留下来的血吸虫病流行地区,在农村简易的手术室中,给几万名晚期血吸虫病人进行了巨脾切除术,使他们恢复了健康,重新走上生产岗位。肿瘤的防治工作也迅速开展,对食管癌、胃癌、乳癌等进行了数十万至数百万人口的普查,不但使这些癌肿得到早期发现,还在高发地区调查了这些癌肿与各种环境因素的关系,提出了新得研究课题。必须认识到,世界上的每一项专业都经历了古今中外许许多多的研究和探讨,积累了十分丰富的资料。外科学也是一样,历史上所有为解除病人疾苦而刻苦钻研的外科工作者,对外科学的充实和提高都做出了有益的贡献,都是值得人们继承和学习的。

1.1.4　中医外科学

中医外科学,中医学以外科命名本专科者始于宋。见宋代伍起予《外科新书》,为存目外科专书。宋代以前之外科多以疡医之类名之。是研究体表病症的病因、病理、证候、诊断、治法、医疗技术等之专门学科。包括有痈、疽、疮、疡、疥、癣、伤折等等疾病。宋以后此类疾病之专门著作多以外科名之。

今天使用的手术器具与十世纪时一位名叫扎哈拉维的穆斯林外科医生所设计的手术工具一模一样。另一位阿拉伯医生在 13 世纪就描述了血液循环的概念,与威廉·哈维相比早了 300 年。

1.2　神经外科学

1.2.1　神经科学

1.2.1.1　定义

神经科学是指寻求解释神智活动的生物学机制,即细胞生物学和分子生物学机制的科学。神经科学寻求了解在发育过程中装配起来的神经回路是如何感受周围世界、

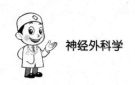

如何实施行为的,它们又如何从记忆中找回知觉,一旦找回之后,它们还能对知觉的记忆有所作用。神经科学也寻求了解支持我们情绪生活的生物学基础,情绪如何使我们的思想改变颜色,以及当情绪、思想及动作的调节发生扭曲时为什么会有抑郁、狂躁、精神分裂症和阿尔茨海默症等病症。这都是些极端复杂的问题,其复杂程度远远超过任何我们在其他生物学领域中曾经面对的问题。

神经科学包括脑科学、神经生物学、神经病理学、行为遗传学等领域,神经科学领域最早开展系统理论、计算机科学研究,比如神经控制论、人工智能等,21 世纪系统生物学在细胞分子层次重新兴起后,又形成了系统神经科学和计算神经科学。

21 世纪被世界科学界公认为是生物科学、脑科学的时代。在 20 世纪末欧美和日本;脑科学时代计划的推动之下,对人脑语言、记忆、思维、学习和注意等高级认知功能进行多学科、多层次的综合研究已经成为当代科学发展的主流方向之一,而认知神经科学的根本目标就是阐明各种认知活动的脑内过程和神经机制,揭开大脑－心灵关系之谜传统的心理学基础研究即认知心理学,仅是从行为、认知层次上探讨人类认知活动的结构和过程。而认知神经科学作为一门新兴的研究领域,则高度融合了当代认知科学、计算科学和神经科学,把研究的对象从纯粹的认知与行为扩展到脑的活动模式及其与认知过程的关系。对认知神经科学的意义与前景,国际科学界已经形成共识,许多人把它看成是与基因工程、纳米技术一样在近期内会取得突破性进展的学科。

1.2.1.2 特点

认知神经科学的特点是强调多学科、多层次、多水平的交叉。它把行为、认知和脑机制三者有机结合起来,试图从分子、突触、神经元等微观水平上和系统、全脑、行为等宏观水平上全面阐述人和动物在感知客体、形成表象、使用语言、记忆信息、推理决策时的信息加工过程及其神经机制。人在出生后,脑的命运是和环境相关联的。好的营养,加上感觉刺激丰富的学习环境,能使神经元长得更大,连结更为复杂。但是脑在一出生就开始走向死亡,而且这些神经元是不可能增生或替代的。此外,创伤、疾病及环境毒素也会造成大量神经元的死亡。成年人的大脑平均重量为 1400 公克,其组成分子有上千亿的细胞。其中新皮质细胞量约有 100 亿左右,主掌了我们绝大部分的刺激反应。此外还有神经胶质,数量约为神经元细胞的 5 ~ 10 倍,主要功用在支撑脑部的结构与修补。认知神经科学的研究不仅可以帮助我们探索认知现象的本质,探索物质与意识的关系,解决古老的哲学问题,而且可以帮助我们理解现实社会的一些现象,提高我们的生活质量。认知神经科学的成果可以直接服务于社会。例如,研究表明,一些具有反社会人格的人或一些具有精神疾病的人在进行某些认知任务的时候,具有反常的脑活动方式;正常人在饮酒之后,如果从事我们上述的选择反应任务,不仅反应时间变慢,错误率增高,而且其相应的脑区活动也不同于常人。脑损伤病人在进行外科手术前,可以进行脑功能成像检查,以确定他负责重要的认知功能(如语言)的脑区,神经外科医生在手术时可以尽量避免损伤这些脑区。对具有阅读困难的儿童进行认知矫正,其阅读文字时脑活动的模式可以逐渐恢复到与正常儿童一样。对宇航员和飞行员的选拔和测试,我们不仅需要考虑他们的身体适应能力,还要对他们的认知功能及其神经活动,特别是在应急状态下的功能,予以科学的测定和研究。可以毫不夸张地说,认知神经科学已经深入到我们生活的每一个方面,虽然在大部分情况下我们并不觉知。

1.2.2　世界神经外科发展简史

神经外科是医学中最年轻的最复杂的一门学科,究竟起源于何时,翻开浩如烟海的史前资料及考古佐证很难统一。在 Waker 主编的《神经外科历史》一书中提到,在巴尔干、印度、北非、太平洋岛屿曾一度发现过一些治疗性颅骨钻孔的标本,这些资料虽然显示了很早即有人进行头颅及大脑创伤的治疗;然而,神经外科作为一门独立的学科是在 19 世纪末神经病学、麻醉术、无菌术发展的基础上诞生的。1879 年,Mac Ewen 在英国格拉斯哥第一次正式进行开颅手术,他为一患者成功切除了左前颅凹扁平状脑膜瘤,获得了良好的效果;1881 年他为一例脑脓肿患者行开颅脓肿引流术获得成功;1888 年 Mac Ewen 又成功地施行了两例慢性硬膜下血肿清除术和第一例椎板切除减压术。与 Mac Ewen 并驾齐驱的另一位英国人 Horsley,1887 年第一次行推板切开椎管内脊膜瘤切除术获得成功;1889 年首先倡导了半月神经节后根切断术治疗三叉神经痛;遗憾的是在第一次世界大战中,Horsley 随军服务远征中东,不幸于 1916 年中暑身亡,享年 59 岁。后人 Penfield 评价近代神经外科的奠基人时总结道:近代神经外科诞生于 1870～1890 年间的英国,主要应归功于 Mac Ewen 和 Horsley。在 19 世纪末 20 世纪初,神经外科学面临着种种困难,诸如手术器械的短缺、手术经验的不足、术前术后处理不严密、术后严重脑水肿及颅内感染,几乎要将这个初生的婴儿扼杀在襁褓之中,种种可怕醒目的数字,残酷地显示在人们的眼前:1896 年 Auvray 的脑瘤手术,仅有 47 例作了减压姑息性手术;1898 年 Star 报告 84 例脑瘤手术,大脑肿瘤死亡率达 50%,小脑肿瘤死亡率 80%。因此,1898 年 Ferrier 认为,这些残酷的事实是神经外科史上充满忧伤的一页。神经外科学家,神经病理学家及神经解剖学家在痛苦与失败面前并没有止步,而是不断探索,新的诊断及治疗技术不断涌现。

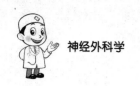

　　Harvey Cushing 神经外科学史上一位杰出的神经外科手术技术革新家。早在1917 年他就首先提出：神经外科手术操作原则，必须手法细腻，止血彻底，要尽力保护脑组织等。因此，他与同辈比较，脑手术死亡率为 7.3%，而同期内其他统计则介于37% ~50%。他首先设计了用小夹夹住帽状键膜外翻止血；设计了银夹夹闭血管，设计了很夹钳、银夹台；他与 Bovie 合作，发明了高频电刀及电凝，应用于开颅手术中止血，获得了成功；他首先提出了术毕要缝合硬膜与帽状腱膜，从而减少了创口的感染和渗漏，上述原则迄今仍为神经外科界所遵循。在 80 年前简陋的条件下，做出如此巨大的成就，实在难能可贵，所以他在医嘱中要求在他的墓志铭中刻上"第一个帽状腱膜缝合者长眠于此"，深为此而自豪。

　　Dandy 在 1917 年多次观察到颅脑损伤后产生气颅的现象，产生了将空气直接注入脑室进行诊断的联想，他大胆实验，于 1918 年发明了"脑室空气造影术"，并在 Ann Surg 杂志上发表了论文，名噪一时。空气脑室造影是向人的侧脑室或蛛网膜下腔注入气体，可使脑室系统在 X 线中显示出来，从而大大提高了脑部病变的定位诊断，使手术成功率倍增，死亡率及致伤率大为下降。神经外科诞生的初期，手术技术并不十分成熟，发展亦不均衡，而且手术技术仅限于某些神经外科医生，为了促进神经外科技术的交流与提高，让更多的医生学习并从事神经外科工作，1919 年 10 月美国外科医师学院成立，宣布神经外科作为一门独立的外科专业。5 个月以后，即 1920 年 3 月 19号，在美国 Boston 州 Peter Bent Brigham 医院，成立了世界上最早的亦是规模最大的神经外科机构即神经外科医师学会，Harvey Cushing 为主席，学会的宗旨是促进神经外科领域的发展和加强神经外科医师的教育，尤其强调的是神经外科医师需要在普通外科医师基础上进行特殊医疗技术训练。学会每年举行一次会议，会议的重点是在上午进行手术技术讲解与表演，由东道主进行；下午则进行医学论文交流。这个世界上第一个神经外科中心，由 Cushing 长期担任主任，各国神经外科医师慕名前来进修并成为一代泰斗，可以说这里是现代神经外科医师的摇篮。在这个神经外科学会漫长的历程中，另一位杰出的神经外科巨匠，"脑室空气造影术"的发明人 Walter Dandy 在长达 50年的生涯中一直与 Cushing 及 Frazier 关系紧张，从未进行过技术合作，在神经外科史上留下了永远遗憾令人不解的一页。

　　在神经外科诊断技术史上，脑血管造影术的发明人 Moniz 为现代脑血管病的诊断及外科治疗做出了不朽的功绩。1927 年 Moniz（葡萄牙人）与其学生 Lima（神经外科医师），通过对狗动物实验及尸体解剖发现颈动脉注射溴化锶 X 线下显示脑动脉系统，随后迅速推广到临床应用，根据血管形态改变、位置分布来判断颅内病变部位及性质,使得颅内病变诊断更加准确,且能对脑血管病如脑血管畸形、动脉瘤、脑血管栓塞等具有更直接的意义。

现代神经外科治疗技术在继承古老方法的基础上亦得到了长足的发展。1968年,以瑞士学者 Yasargil 为代表的神经外科学家首先开展在显微镜下进行手术操作,由于手术视野放大及良好的照明,使得手术精确性大为提高,临近组织的损害机会明显减少。许多原来不能做的手术如今成为现实,原来的手术禁区正逐步打破。脑深部病变、脑干肿瘤、脊髓髓内肿瘤等许多疑难病症,前人束手无策,如今在显微神经外科时代许多问题得到了解决,这真是神经外科治疗史上的一项重大技术革命。

20 世纪 70 年代初期,介入神经放射治疗技术集神经影像学、神经外科手术学和神经病学为一体诞生了。它一出现,使得许多以往认为不治或难治之症,如巨大的、功能区或手术达不到的脑、脊髓畸形、硬脑膜动静脉瘘、颅内巨大动脉瘤得到了有效的治疗;使一些以前需要手术治疗的颈动脉海绵窦瘘免除开刀之苦;使一些难度大、危险性高的手术通过术前栓塞减少术中出血,提高了手术安全性。介入神经放射治疗给神经外科治疗带来巨大的冲击。立体定向放射外科治疗是新近发展的一门治疗方法。它利用立体定向方法确定颅内靶点,然后将多束放射线汇集靶点,局部形成大剂量照射,导致靶点组织破坏而达到治疗的目的。目前应用于临床的放射治疗装置是由瑞典生产的 Leksell 立体定向 γ 单位,或称 γ 刀。它是选择多组小剂量放射线,在靶点聚焦,使局部有破坏力的放射剂量。因此,这种方法选择性更加准确。目前 γ 刀应用于功能性神经外科疾患、良性肿瘤及血管畸形等疾病之中,其危险性极小,可以在门诊完成治疗。这种无创伤性的立体定向放射治疗正冲击着传统的神经外科各领域,同时亦吸引愈来愈多的神经外科医生和广大患者。

1.2.3 中国神经外科发展历史

据史书记载,公元220—公元265 年,一代神医华佗就有为病人剖颅治病的历史。在旧中国,我国神经外科事业几乎是空白,据记载,20 世纪 30 年代初期,北京协和医院曾一度做过脑外科手术,但病例、病种很少,20 年间仅发现 50 例脑瘤。那时仅仅少数几个普外医生兼做脑手术,他们是北京的关颂涛、赵以成,上海的沈克菲,湖北的裘法祖,西安的张同和等。特别是赵以成教授可谓是开创我国神经外科的先驱。赵以成教授 1934 年毕业于北京协和医学院,1938 年曾留学加拿大蒙特利尔神经病学研究所,师从著名的神经外科专家 Penfield 教授,从事神经病理及神经外科临床研究,1940年回国后一直从事神经外科工作,直到 1974 年辞世。1952 年赵以成教授受卫生部委

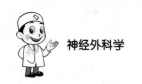

托组织了全国第一个神经外科专科医师培训班,培养了许多神经外科骨干力量,我国著名的神经外科专家王忠诚、薛庆澄等人均师出此班。1952年赵以成教授率先在天津市立总医院创立神经外科,随后在北京创立了神经外科及北京市神经外科研究所,他均任第一任科主任及所长,他为我国神经外科的创建做出了杰出贡献,是我国神经外科的主要创始人。

中华人民共和国的成立,给我国神经外科事业带来勃勃的生机。1952年,在中央卫生部的直接委办下,在天津由赵以成教授组织了全国第一个神经外科专科医师培训班,抽调来自全国各地的十余名优秀青年医师参加,他们是韩哲生、曹美鸿、薛庆澄、王忠诚、蒋先惠、李秉权、易声禹、孙文海、郑广义等。他们学成后分赴我国各地开展神经外科,其中不少人都成了各地区神经外科学术带头人,使我国的神经外科队伍雨后春笋般蓬勃发展起来,先后在天津、北京、上海、西安、沈阳、湖南、湖北等地分别成立了神经外科专门机构。1952年,赵以成教授率先在天津市立总医院创建了我国最早的脑系科(包括神经外科和神经内科),赵以成教授任科主任。已故著名的神经外科专家薛庆澄教授当时任副主任,后任科主任,他一直在天津总医院开展神经外科医疗与科研工作,潜心研究,主编《神经外科学》专著,于1981年组建了天津市神经病学研究所,并参加了创办中华医学会神经外科学会及中华神经外科杂志的工作,为新中国神经外科的创建和发展做出了不朽的贡献。1954年赵以成教授在北京医学院附属医院成立神经外科,赵以成教授任科主任,苏联基辅神经外科研究所所长 A. N. APYTHO-HOB 任专家,届时王忠诚从天津市立总医院调至北京,蒋大介也由上海第一医学院调至北京,他们共同创建了神经外科。1955年该科由北京医学院附属医院迁至北京同仁医院,设病床60张。1958年该科又由同仁医院迁至北京宣武医院,病床扩大到110张。1960年3月在宣武医院建立了北京市神经外科研究所,这是我国第一个神经外科研究机构,从此展开了神经外科临床与基础研究相结合的新时期。当时,赵以成教授任所长,王忠诚任副所长。

为了适应神经外科不断发展壮大的需要,1982年4月北京市神经外科研究所暨神经外科从宣武医院再次迁址至目前的北京天坛医院。当年的北京市神经外科研究所,历尽沧桑,日益壮大,如今已成为拥有300张神经外科病床,100张康复病床,14个基础研究室,专职人员约500人,分临床与研究两大部分,设备先进,人才济济,她不仅是中国和亚洲最大的神经外科研究所,在世界上也是屈指可数的。该所被卫生部指定为全国神经外科培训基地,30余年来,为全国培养了两千余名神经外科骨干力量。1982年北京市神经外科研究所被定为世界卫生组织神经科学研究协作与训练中心。

至今该所已积累了颅内肿瘤手术病例 17000 余例,颅内动脉瘤手术病例 1000 余例,颅内动静脉畸形手术也已超过 1000 例,目前这里可以开展各种高难手术。特别值得提出的是:王忠诚院士在脑干肿瘤的显微手术切除方面有独创的研究和丰富的经验。多少年来,脑干都被视为手术禁区,而今王忠诚教授已采用显微手术切除脑干肿瘤 340 余例,死亡率不足 1%,许多良性肿瘤,如海绵状血管瘤、血管网状细胞瘤、结核瘤等可得到完全治愈,恶性者也能改善生存质量及延长生命,对于脑干肿瘤治疗的重大突破标志着我国神经外科处于世界领先地位。作为新中国神经外科主要创始人之一的王忠诚教授,对北京市神经外科研究所的建立与发展做出了杰出贡献。

20 世纪 50 年代初期,我国著名的神经外科专家史玉泉教授率先在上海华山医院创建了神经外科及其以后成立的上海医科大学神经病学研究所,曾任该科主任及该所所长。史玉泉教授医术精湛,在脑血管畸形分类方面有其独到的研究,血管畸形"史氏分类法"已为国内外公认,上海华山医院也作为世界卫生组织(WHO)神经科学协作与培训中心,曾举办多期神经外科进修班,为全国培养了许多神经外科骨干力量,为我国神经外科事业的发展做出了巨大的贡献。在地方神经外科发展的同时,我国解放军系统亦涌现出一支神经外科新军,被称为"红军博士"的涂通今教授,1951 年 8 月曾作为新中国第一批留学生被派往前苏联莫斯科医学院布尔登科神经外科研究所专攻神经外科专业,并获得了博士学位。1956 年回国后,曾任解放军第四军医大学校长,到任后他很快组建了神经外科,并逐渐发展成为全军神经外科训练中心,培养了许多神经外科骨干力量。我国另一位著名的神经外科专家段国升教授,早在 50 年代中期即开始从事神经外科工作,对颅脑火器伤、脊髓外伤与肿瘤等的治疗具有丰富的经验,他对我国的神经外科发展做了许多开拓性的工作。至此,在我国形成了以北京、天津、上海为中心的神经外科临床、教学与科研基地。京、津、沪地区神经外科的发展,带动了全国。

至 1994 年底不完全统计,目前在地市级大中型以上医院都已建立了神经外科专科,大部分县级医院成立了专业组或有兼职医生,目前我国神经外科专科医师人数已由解放初期的十几人发展至今约 8000 余人,其中,主治医师职称以上者已达 3000 余名。

随着神经外科事业的发展与学术交流的需要,经王忠诚教授倡导于 1986 年 4 月正式成立中华医学会神经外科学会,在北京举行了第一次会议,选举产生由 15 人组成的常务委员会,并推选王忠诚教授为主任委员,史玉泉、薛庆澄、段国升教授为副主任委员,涂通今教授为名誉主任委员,冯传宜教授为顾问。在此之前,1985 年 2 月由王

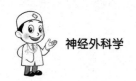

忠诚教授主编,经国家科委,中国科协及中华医学会批准创刊了《中华神经外科杂志》,开辟了神经外科学术交流园地,由于《中华神经外科杂志》能反映本学科的先进水平和重要进展,信息量大,有较强的指导性,深受广大神经外科工作者欢迎。在五六十年代,我国的神经外科事业处于创业和起步阶段。当时既无专业书籍,又无手术经验,更无先进设备,我国老一辈神经外科创业人,他们边干边学,从事创造性劳动。在神经外科先驱赵以成教授指导下,王忠诚全身心地致力于神经外科的创建与发展,刻苦钻研,认真总结了 2522 例脑血管造影经验,于 1965 年出版了我国第一部《脑血管造影术》专著,并获全国科技大会奖,这在当时是非常难得的教材,1965 年蒋大介、陈公白编著的《神经外科手术学》问世。两书的出版为我国年轻的神经外科工作者提供了宝贵的经验。在 70 年代,王忠诚教授又集中精力研究颅脑外伤、颅内肿瘤、脑血管病及脊髓疾病,认真总结了 9313 例颅脑外伤,4059 例颅内肿瘤和 1500 余例脊髓病变的诊治经验,主编了一套《神经外科学》,1974 年正式出版了第 1 卷,第 2、3 卷分别于 1979 年和 1983 年出版,这无疑又给广大神经外科工作者提供了一套宝贵的学习教材,推动了我国神经外科的普及与提高 70 年代末至 80 年代,是我国神经外科全面发展和提高阶段。

显微神经外科的开展使我国脑血管病的外科治疗有了一个较大飞跃。1986 年中华神经外科学会在北京举办了"全国神经外科新进展讲习班","脑动脉瘤显微手术专题会""全国显微神经外科专题会"及"全国脑血管病专题会"的召开,对颅内动脉瘤、脑动静脉畸形等疾病的显微外科治疗起到了推动作用,史玉泉教授提出的脑血管畸形的"史氏分类法"在国内外得到公认。显微外科技术的应用,扩大了手术领域,提高了难度较大的颅内复杂病变手术成功率。近年来,在国内一些大的神经外科中心已将颅内动脉瘤的手术死亡率降至 2% 左右。王忠诚教授积累千余例颅内动脉瘤手术病例的宝贵经验,引起了国内外同行极大关注,是世界上极少数上千例颅内动脉瘤手术的著名医师之一。随着数字减影技术(DSA)及磁共振血管形像(MRA)等技术在我国的引进,血管内治疗技术在我国相继开展。对于脑重要功能区或深部巨大的动静脉畸形,近年来已从单纯手术发展到先栓塞后切除,或直接栓塞治愈,大大减少了术中出血或术后致残的发生。在开展这项技术的同时,我国学者还对栓塞材料精心研制,实现了微弹簧圈的国产化,极大地方便了病人。目前我国神经外科血管内治疗队伍不断扩大,治疗中心已在北京、武汉、上海、天津、哈尔滨等地形成,相信此项技术在我国会更加成熟,将会有更多的脑、脊髓疑难血管畸形得到较好的治疗。立体走向放射外科技术,对于手术难以达到的脑深部肿瘤,特别是小肿瘤和脑血管畸形独具疗效,包括 X

一刀、γ 刀等，我国自 1993 年先后在上海、广州、洛阳、北京、山东等地引进了 10 余台 γ 刀。初步结果表明，γ 刀安全有效，痛苦少，但亦存在一定局限性，由于刚刚开展此项技术，还缺乏经验，观察时间亦很短，对治疗后的早期反应及迟发反应及远期疗效还有待进一步观察和总结。自 20 世纪 80 年代中、后期，我国神经外科对外交流日益增多，不少学者的学术论文刊登在世界权威性神经外科杂志上。1977 年王忠诚教授首次带领我国学者参加世界第六届神经外科学术会议，让世界更多地了解中国的神经外科的发展。随着对外开放的深入，我国每年都派出不少年轻的神经外科医师到国外学习和研究神经外科理论与技术，同时亦有不少国外学者来中国讲学交流，可以说中国神经外科正逐步与世界接轨。

1.3 神经外科新进展

1.3.1 概述

目前神经外科已由显微神经外科发展到微创神经外科学阶段。微创神经外科是以最小创伤的操作、最大限度保护、恢复脑神经功能、最大限度地为病人解决病痛，尽量减少医源性损伤。代表了以人为本的人文主义文化，是"生物－心理－社会"新型医疗模式的一种表现。

显微神经外科是以近代影像学为诊断基础，要有一整套与显微手术相配套的手术设备、器械为保证的，是以病灶为中心的手术，尽量减少手术对脑组织的损伤。

当代神经外科要求治疗结果不只是预防和降低手术后并发症，还包括解剖复位，以及尽量恢复病人的神经和心理功能。微创神经外科学是全部外科治疗活动中追求的目标，而不但局限于某种治疗方法、某种手术方式或应用了某种手术工具，微创神经外科的概念应该贯穿整个医疗活动中，包括神经外科手术的每个步骤，如术前、术中以及术后过程。

手术前仔细向病人及其家属解释病情。进行最佳的诊断检查，在最短的时间内完成手术前准备。应尽可能是病人放松必要时给予药物治疗。术前针对每个病人，个体化的计划外科治疗方案，充分考虑每一个解剖和功能的细节，使手术计划最佳。手术操作时选择合理麻醉。

手术中进行神经功能监测。微创神经外科手术核心目标是准确的路径定位，缩短手术路径提供充足的操作空间；手术中减少对中枢神经系统及血管结构的干扰和损伤。关颅缝合时考虑愈合后瘢痕对病人的面容影响。

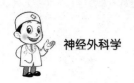
术后处理包括:避免手术后病人疼痛,尽可能缩短在ICU的观察时间。保留通路盐水肝素化,尽量口服药物,使病人早期出院。出院前向病人及其家属交代出院后的复查方式、间隔时间和进一步治疗方案。出院后可以通过电话与病人联系。

随着影像学的发展包括头颅CT、MRI、DSA、PET等诊断手段的更新,对于神经系统病变及周围正常组织结构提供了详尽的解剖学资料,使神经外科医师对病灶做出定位诊断和大多数病变做出病理性诊断使每个病人术前治疗计划更加完善。为神经外科手术提出了更高的要求。手术显微镜、神经导航、神经内镜、各种精巧的手术器械的不断涌现,以及显微外科手术技术的熟练运用,将显微神经外科提高到新的水平。时代不断地进步,病人更高的要求,更新科学技术成果的支持,推动医学飞速发展,作为微创外科领域的一个分支,微创神经外科学应运而生。它包括各类新兴的微创神经外科手术、介入治疗和立体放射治疗。

1.3.2　微创神经外科学的内容

微创神经外科学包括六方面的内容:影像引导外科学、微骨窗入路、神经内镜辅助手术、血管内栓塞、立体放射外科以及分子神经外科学。

1.3.2.1　影像引导神经外科

又称神经导航或无框架立体定向外科,是当前微创神经外科学的重要组成部分。由于导航外科把现代神经影像诊断技术、立体定向外科和显微神经外科技术,通过高性能计算机结合起来,能准确、动态和实时显示神经系统解剖结构和病灶的3D空间位置和其毗邻关系。

(1)神经导航的优点

它与有框架导航外科相比,具有下列优点:

①术前手术方案的设计。

②术中实时3D空间定位。

③显示术野周围的结构。

④指出目前手术位置与靶点的3D空间关系。

⑤术中适时调整手术入路。

⑥显示入路可能遇到的结构。

⑦显示重要结构。

⑧显示病灶切除范围。

它应用于颅内各种占位病变(如肿瘤、囊肿和脓肿等)、血管畸形、癫痫、颅底肿瘤、先天或后天畸形、鼻窦、脊柱和脊髓病变等。一旦病人资料被注册后,系统就可以追踪先是手术探针,从而追踪手术的过程,其精确程度可达毫米。更小的切口、更精确的病变组织切除和减少对周围正常组织损伤,降低手术后并发症,改善预后。

(2)作用

开放的 MRI 导航技术提高了手术的安全性、有效性和性能价格比,并推动了神经外科的发展。术中 MRI 为导航、确定颅内肿瘤边界,完整安全地切除肿瘤提供了有益的影像信息,减少了手术并发症。术中 MRI 导航系统的应用,为神经外科手术的发展提供了广阔的前景。特别是集神经影像、麻醉和手术设备为一体的手术单元出现,可以使手术完全置于影像学检查之中,手术医师可以随时将手术中的病人进行磁共振检查,确定手术进行状态,指导手术,提高手术效果。这种手术中应用开放式的磁共振的方法,改变了传统的手术观念,相信不久的将来这种具有高端技术的手术单元会在临床中得到推广应用。

1.3.2.2 微骨窗入路手术

微骨窗入路手术是微创神经外科学的标志之一,其优点是医源性损伤小,手术后反应轻,手术效果好。随着显微神经外科技术的发展,以及神经影像技术的进步,使得一些颅内小的、深部肿瘤发现率得以提高,是病变的解剖定位更加准确。采用显微神经外科技术,是利用头皮小切口、微骨窗入路,以及少暴露、少牵涉病变周围正常组织,手术治疗这些病变成为可能,从而改变了传统开颅方式。尤其是术中导航技术的引进,为微骨窗入路技术的出现和推广提供了可靠的技术保证。

微骨窗入路的优点是缩小头皮切口和骨窗,减少暴露和干扰正常脑组织范围;手术损伤小,降低了与传统开颅相关的并发症,如术后癫痫、术后血肿等,提高了手术安全性;缩短了开关颅时间,减少了手术出血;保持病人外貌良好;病人术后康复快。尤其适用于脑深部病变,如:颅底肿瘤、鞍区肿瘤、桥小脑角肿瘤、颅内动脉瘤等。但对于巨大颅底肿瘤、动静脉畸形和出血期动脉瘤不宜采用此入路。

微骨窗入路是以显微手术技术为基础的还应具备完善的手术显微设备和器械,如可控手术床、高速颅钻、头架和手术显微镜。特殊的显微剥离子、颅内自动牵开器。随着导航技术的引进,微骨窗入路使神经外科达到了微创的新水平,在神经导航技术和神经内镜的支持下将有更加广泛的应用前景。

1.3.2.3 神经内镜辅助手术

神经内镜辅助手术:利用神经内镜亦称脑室镜,辅助神经外科手术,可以缩小开颅范围,放大手术野内解剖结构图像增强局部光照,提高了手术效果,属微创神经外科重

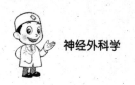

要技术。神经内镜辅助下的显微手术治疗颅内动脉瘤、蛛网膜囊肿、脑室内微小病变、经单鼻孔切除垂体瘤,获得良好效果。

（1）神经内镜的优势

①内镜视管本身可带有侧方视角,可消除术中死角。

②借助立体定向或神经导航技术可以精确定位,能处理常规手术难以达到的部位,对脑深部或中线部位的病变手术尤为合适。

③神经内镜更适合用于微骨窗入路,手术侵袭性小。

（2）神经内镜的局限性

①神经内镜本身受管径限制,视野狭小,操作空间小,难以观察到手术野全貌,如对周围组织解剖不清楚,应付手术意外能力差,极易导致操作失误。神经内镜手术操作需要一定的空间,因此在脑实质内图像显示不清,无法应用。

②神经内镜检查获得的活体组织学标本太小,缺乏结论性的病理诊断,这个问题应充分估计到,并应在术前向病家说明。

③神经内镜手术,需要配套以较纤细的、特定形状的、适合深部操作的器械,器械的配套程度及合理程度有时可以对手术时间长短,甚至对手术效果影响很大。神经内镜只是围手术提供一个工具,不能在手术中单纯追求应用神经内镜,任意扩大手术适应证,会造成严重的医源性损伤。

1.3.2.4 介入神经放射学

介入神经放射学:是在 X 线监测下,经血管等途径借助引导器械(导管、导丝等)递送药物或其他特殊材料进入中枢神经系统病变区域,以达到栓塞、溶解、扩张、成形或抗肿瘤等治疗目的的一种方法。治疗对象主要为颅内动脉瘤、脑和脊髓动静脉畸形、动静脉瘘、硬脑膜动静脉瘘、动脉和静脉窦狭窄、急性脑梗死以及头颈部肿瘤。治疗技术分为血管内栓塞术、血管内药物灌注术和血管成形术。上述治疗过程的通路或治疗对象是相关动脉和引流静脉,因此也称为神经外科血管内治疗学、血管内神经外科学。

介入神经放射治疗最大的优点是避免了开颅手术带来的组织创伤,也是微创神经外科学重要的组成部分。目前介入神经放射治疗范围正在拓宽,规模不断扩大,效果日臻完善,在神经外科领域占据着越来越重要的地位,特别是对脑血管病的治疗已经取得了许多突破性进展,显示了一个具有强大生命力的广阔前景和领域。

1.3.2.5 立体定向放射外科

（1）立体定向伽马刀

伽马刀治疗的适应证应根据病灶的性质、大小、部位、与邻近重要结构的关系以及病人的年龄、全身状况等因素综合进行判定。一般来说，颅内中小直径的病变，如AVM、颅内良性肿瘤、转移性肿瘤、部分恶性肿瘤、颅底及眼眶内、鼻咽部肿瘤、部分功能神经外科疾病等，若病灶边界清楚，可以选择伽马刀治疗。伽马刀治疗尤其是对位于深部和重要功能区、常规外科手术难以切除或创伤较大、并发症较高的病灶以及高龄、全身状况不佳，或有系统性疾病不能耐受外科手术的病人，不是为一种良好的选择。对于术后残留或早期复发的颅内AVM和肿瘤，伽马刀也是对其他治疗的补充。

伽马刀治疗后一般来说近期临床表现内有明显变化，疗效的出现是一个延迟逐渐产生的过程。评价疗效的方法主要是以影像学检查肿瘤是否继续生长（增大），AVM是否缩小直至消失和临床症状的改善为主要依据。同时由于伽马刀治疗所引起的并发症大多也发生在治疗后1～18个月，因此，临床及影像学的随访就显得更为重要。

（2）伽马刀治疗后影像学改变

①肿瘤迅速坏死、吸收，1个月后复查即可见肿瘤体积明显缩小占位效应减轻（多见于头部恶性肿瘤：脑转移瘤、生殖细胞瘤、松果体区肿瘤、部分胶质瘤）。

②早期肿瘤体积无明显变化，但出现肿瘤中心强化减弱，瘤周仍可有不规则强化。随着时间延长部分肿瘤开始皱缩，体积缓慢减小（常见于颅内外良性肿瘤：听神经瘤、脑膜瘤、三叉神经鞘瘤、垂体瘤等）。

③治疗后短期内肿瘤仍有增大趋势，但进展缓慢。1～2年内肿瘤生长停滞，体积稳定不变。（常见于颅内外良性肿瘤：听神经瘤、脑膜瘤、垂体瘤等）。

④治疗后短期内肿瘤体积缩小或不变，经较长时间随访肿瘤在原位或临近部位复发，体积增大（常见于胶质瘤和部分转移瘤）。

⑤治疗后肿瘤继续生长，体积增大。（常见于部分恶性脑膜瘤、胶质瘤）2. AVM治疗3～6个月后即可见畸形血管巢开始缩小。但畸形血管团明显缩小或消失多发生在治疗后1～2年，约占80%。

1.3.2.6 分子神经外科学

分子神经外科学：利用分子生物化学技术治疗神经外科疾病仍处于研究阶段。涉及颅脑肿瘤、脑血管病、神经损伤、神经功能性疾病和神经退行性疾病。

①脑恶性肿瘤的基因治疗。

②神经干细胞用于脑和脊髓损伤试验性治疗研究。

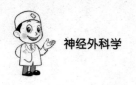

③基因芯片和蛋白质组技术。

④细胞移植对脑卒中后脑功能的恢复进行了动物实验和临床试验。

虽然脑内移植并不能解决神经系统所有的疑难杂症,修复和重建神经功能。并且还存在很多尚未解决的问题。但是脑内移植肯定是神经科学研究的热点之一,是治疗中枢神经系统变性疾病最有希望的途径。

2 神经外科基础

2.1 神经系统

神经系统是机体内对生理功能活动的调节起主导作用的系统,主要由神经组织组成,分为中枢神经系统和周围神经系统两大部分。中枢神经系统又包括脑和脊髓,周围神经系统包括脑神经和脊神经。

神经系统是由神经元和神经胶质细胞构成的复杂的机能系统,它是心理活动的物质基础。神经元是构成神经系统的基本机能单位。

2.1.1 基本含义

神经系统是人体内起主导作用的功能调节系统。人体的结构与功能均极为复杂,体内各器官、系统的功能和各种生理过程都不是各自孤立地进行,而是在神经系统的直接或间接调节控制下,互相联系、相互影响、密切配合,使人体成为一个完整统一的有机体,实现和维持正常的生命活动。同时,人体又是生活在经常变化的环境中,神经系统能感受到外部环境的变化,接受内外环境的变化信息,对体内各种功能不断进行迅速而完善的调整,使人体适应体内外环境的变化。可见,神经系统在人体生命活动中起着主导的调节作用。

人类的神经系统高度发展,特别是大脑皮层不仅进化成为调节控制的最高中枢,而且进化成为能进行思维活动的器官。因此,人类不但能适应环境,还能认识和改造世界。

神经系统由中枢部分及其外周部分所组成。中枢部分包括脑和脊髓,分别位于颅腔和椎管内,两者在结构和功能上紧密联系,组成中枢神经系统。外周部分包括 12 对

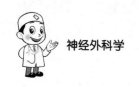

脑神经和 31 对脊神经,它们组成外周神经系统。外周神经分布于全身,把脑和脊髓与全身其他器官联系起来,使中枢神经系统既能感受内外环境的变化(通过传入神经传输感觉信息),又能调节体内各种功能(通过传出神经传达调节指令),以保证人体的完整统一及其对环境的适应。

神经系统的基本结构和功能单位是神经元(神经细胞),而神经元的活动和信息在神经系统中的传输则表现为一定的生物电变化及其传播。例如,外周神经中的传入神经纤维把感觉信息传入中枢,传出神经纤维把中枢发出的指令信息传给效应器,都是以神经冲动的形式传送的,而神经冲动就是一种称为动作电位的生物电变化,是神经兴奋的标志。

中枢神经通过周围神经与人体其他各个器官、系统发生极其广泛复杂的联系。神经系统在维持机体内环境稳定,保持机体完整统一性及其与外环境的协调平衡中起着主导作用。在社会劳动中,人类的大脑皮层得到了高速发展和不断完善,产生了语言、思维、学习、记忆等高级功能活动,使人不仅能适应环境的变化,而且能认识和主动改造环境。

内、外环境的各种信息,由感受器接受后,通过周围神经传递到脑和脊髓的各级中枢进行整合,再经周围神经控制和调节机体各系统器官的活动,以维持机体与内、外界环境的相对平衡。神经系统是由神经细胞(神经元)和神经胶质所组成。

人体各器官、系统的功能都是直接或间接处于神经系统的调节控制之下,神经系统是整体内起主导作用的调节系统。人体是一个复杂的机体,各器官、系统的功能不是孤立的,它们之间互相联系、互相制约;同时,人体生活在经常变化的环境中,环境的变化随时影响着体内的各种功能。这就需要对体内各种功能不断做出迅速而完善的调节,使机体适应内外环境的变化。实现这一调节功能的系统主要就是神经系统。

2.1.2 基本结构

神经系统是由脑、脊髓、脑神经、脊神经和植物性神经,以及各种神经节组成。能协调体内各器官、各系统的活动,使之成为完整的一体,并与外界环境发生相互作用。

2.1.2.1 神经元

神经元 neuron 是一种高度特化的细胞,是神经系统的基本结构和功能单位,它具有感受刺激和传导兴奋的功能。神经元由细胞体和突起两部分构成。胞体的中央有细胞核,核的周围为细胞质,胞质内除有一般细胞所具有的细胞器如线粒体、内质网等外,还含有特有的神经元纤维及尼氏体。神经元的突起根据形状和机能又分为树突

dendrite 和轴突 axon。树突较短但分支较多,它接受冲动,并将冲动传至细胞体,各类神经元树突的数目多少不等,形态各异。每个神经元只发出一条轴突,长短不一,胞体发生出的冲动则沿轴突传出。

根据突起的数目,可将神经元从形态上分为假单极神经元、双极神经元和多极神经元三大类。

①假单极神经元:胞体在脑神经节或脊神经节内。由胞体发出一个突起,不远处分两支,一支至皮肤、运动系统或内脏等处的感受器,称周围突;另一支进入脑或脊髓,称中枢突。

②双极神经元:由胞体的两端各发出一个突起,其中一个为树突,另一个为轴突。

③多极神经元:有多个树突和一个轴突,胞体主要存在于脑和脊髓内,部分存在于内脏神经节。

根据神经元的功能,可分为感觉神经元、运动神经元和联络神经元。感觉神经元又称传入神经元,一般位于外周的感觉神经节内,为假单极或双极神经元,感觉神经元的周围突接受内外界环境的各种刺激,经胞体和中枢突将冲动传至中枢;运动神经元又名传出神经元,一般位于脑、脊髓的运动核内或周围的自主神经节内,为多极神经元,它将冲动从中枢传至肌肉或腺体等效应器;联络神经元又称中间神经元,是位于感觉和运动神经元之间的神经元,起联络、整合等作用,为多极神经元。

2.1.2.2 神经纤维

神经元较长的突起(主要由轴突)及套在外面的鞘状结构,称神经纤维 nerve - fibers。在中枢神经系统内的鞘状结构由少突胶质细胞构成,在周围神经系统的鞘状结构则是由神经膜细胞(也称施万细胞)构成。神经纤维末端的细小分支叫神经末梢。

2.1.2.3 突起

神经元间联系方式是互相接触,而不是细胞质的互相沟通。该接触部位的结构特化称为突触 synapse,通常是一个神经元的轴突与另一个神经元的树突或胞体借突触发生机能上的联系,神经冲动由一个神经元通过突触传递到另一个神经元。长而分支少的是轴突,短而呈树枝状分支的是树突。

2.1.2.4 神经胶质

神经胶质 neuroglia 数目是神经元 10~50 倍,突起无树突、轴突之分,胞体较小,胞质中无神经元纤维和尼氏体,不具有传导冲动的功能。神经胶质对神经元起着支持、绝缘、营养和保护等作用,并参与构成血脑屏障。

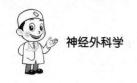

2.1.2.5　神经冲动

神经冲动就是动作电位,在静息状态下三百神经纤维膜内的电位低于膜外的电位,即静息电膜位是膜外为正电位,膜内为负电位。也就是说,膜属于极化状态(有极性的状态)。在膜上某处给予刺激后,该处极化状态被破坏,叫作去极化。在极短时间内,膜内电位会高于膜外电位,即膜内为正电位,膜外为负电位,形成反极化状态。接着,在短时间内,神经纤维膜又恢复到原来的外正内负状态——极化状态。去极化、反极化和复极化的过程,也就是动作电位——负电位的形成和恢复的过程,全部过程只需数毫秒的时间。

神经细胞膜上出现极化状态:由于神经细胞膜内外各种电解质离子浓度不同,膜外钠离子浓度高,膜内钾离子浓度高,而神经细胞膜对不同粒子的通透性各不相同。神经细胞膜在静息时对钾离子的通透性大,对钠离子的通透性小,膜内的钾离子扩散到膜外,而膜内的负离子却不能扩散出去,膜外的钠离子也不能扩散进来,因而出现极化状态。

动作电位的产生:在神经纤维膜上有两种离子通道,一种是钠离子通道,另一种是钾离子通道。当神经某处收到刺激时会使钠通道开放,于是膜外的钠离子在短期内大量涌入膜内,造成了内正外负的反极化现象。但在很短的时期内钠通道又重新关闭,钾通道随机开放,钾离子又很快涌出膜外,使得膜电位又恢复到原来外正内负的状态。

2.1.3　主要功能

①神经系统调节和控制其他各系统的共功能活动,使机体成为一个完整的统一体。

②神经系统通过调整机体功能活动,使机体适应不断变化的外界环境,维持机体与外界环境的平衡。

③人类在长期的进化发展过程中,神经系统特别是大脑皮质得到了高度的发展,产生了语言和思维,人类不仅能被动地适应外界环境的变化,而且能主动地认识客观世界,改造客观世界,使自然界为人类服务,这是人类神经系统最重要的特点。

2.1.4　系统区分

神经系统在形态上和机能上都是完整的不可分割的整体,为了学习方便,可从不同角度将其区分。

2.1.4.1 位置功能区分

(1)中枢神经系统

①脑:脑是中枢神经系统的头端膨大部分,位于颅腔内。人脑可分为端脑、间脑、中脑、脑桥、小脑和延髓六个部分。通常把中脑、脑桥和延髓合称为脑干,延髓向下经枕骨大孔连接脊髓。脑的内腔称为腔室,内含脑脊髓液。端脑包括左、右大脑半球。每个半球表层为灰质所覆叫大脑皮质。人类的大脑皮质在长期的进化过程中高度发展,它不仅是人类各种机能活动的高级中枢,也是人类思维和意识活动的物质基础。

同时,大脑皮层是神经系统的最高中枢,其不同部位具有不同功能:有管理躯体运动的区域,如中央前回的运动区、颞叶的听区、枕叶的视区等。大脑皮质通过两条下行路径管理躯体运动,即锥体系与锥体外系。前者发动运动,后者协调运动。此外,大脑皮质边缘叶为调节内脏活动的主要部位。在高等动物中,条件反射主要是大脑皮质的功能。

小脑与低位脑干有双向纤维联系,因此,小脑可以调节躯体运动,并与前庭核、红核等共同调节肌紧张,调节躯体反射活动。小脑与大脑皮质也有双向纤维联系,因而小脑对随意动作起着调节作用,使动作的力量、快慢与方向得到精准的控制。

脑干是脊髓与大脑间的上下通路。脑干中存在许多反射中枢。延髓内有调节呼吸、循环等活动的基本生命活动中枢,还有调节躯体运动反射的重要中枢。脑桥中存在角膜反射中枢。中脑上丘为视觉反射中枢,下丘为听觉反射中枢,红核是姿势反射的重要中枢。

②脊髓:呈前后扁的圆柱体,位于椎管内,上端在平齐枕骨大孔处与延髓相续,下端终于第1腰椎下缘水平。脊髓前、后面的两侧发出许多条细的神经纤维束,叫作根丝。一定范围的根丝向外方集中成束,形成脊神经的前根和后根。前、后根在椎间孔处合并形成脊神经。脊髓以每对脊神经根根丝的出入范围为准,划分为31个节段,即颈髓8节,胸髓12节,腰髓5节,骶髓、尾髓1节。

(2)周围神经系统

联络于中枢神经和其他各系统器官之间,包括与脑相连的12对脑神经和与脊髓相连的31对脊神经。按其所支配的周围器官的性质可分为分布于体表和骨骼肌的躯体神经系和分布于内脏、心血管和腺体的内脏神经系。

周围神经的主要成分是神经纤维。从神经末梢向中枢传导冲动的神经称为传入神经纤维,由这类纤维所构成的神经叫传入神经或感觉神经;向周围的靶组织传递中枢冲动的神经纤维称为传出神经纤维,由这类神经纤维所构成的神经称为传出神经或

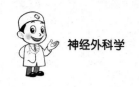

运动神经。分布于皮肤、骨骼肌、肌腱和关节等处,将这些部位所感受的外部或内部刺激传入中枢的纤维称为躯体感觉纤维;分布于内脏、心血管及腺体等处并将来自这些结构的感觉冲动传至中枢的纤维称为内脏感觉纤维。分布于骨骼肌并支配其运动的纤维叫躯体运动纤维;而支配平滑肌、心肌运动以及调控腺体分泌的神经纤维叫作内脏运动纤维,由它们所组成的神经叫植物性神经。

2.1.4.2 分布对象区分

神经系统可分为躯体神经系统和内脏神经系统。它们的中枢部都在脑和脊髓,周围部分分别称躯体神经和内脏神经。

(1)躯体神经

主要分布于皮肤和运动系统(骨、骨连结和骨骼肌),管理皮肤的感觉和运动器的感觉及运动。

(2)内脏神经

主要分布于内脏、心血管和腺体,管理它们的感觉和运动。两种神经都含有感觉(传入)神经和运动(传出)神经,内脏运动神经又根据其功能分为交感神经和副交感神经。

2.1.5 脊神经

脊神经共 31 对,计有颈神经 8 对,胸神经 12 对,腰神经 5 对,骶神经 5 对,尾神经 1 对。

2.1.5.1 组成及分支

脊神经由与脊髓相连的前根和后根在椎间孔合并而成。前根属运动性,由位于脊髓灰质前角和侧角及骶髓副交感核的运动神经元轴突组成。后根属感觉性,由脊神经节内假单极神经元的中枢突组成。脊神经节是后根在椎间孔处的膨大部,为感觉性神经节,主要由假单极神经元胞体组成。

脊神经出椎间孔后立即分为前支和后支,此外,脊神经还分出一支很细小的脊膜返支,经椎间孔返入椎管,分布于脊髓膜。脊神经后支一般都较细小,按节段地分布于项、背、腰、骶部深层肌肉及皮肤。脊神经前支粗大,分布于躯干前外侧部和四肢的皮肤及肌肉。在人类除胸神经前支保持着明显的节段性外,其余脊神经的前支则交织成丛,然后再分支分布。脊神经前支形成的丛计有颈丛、臂丛、腰丛和骶丛。

2.1.5.2 颈丛

颈丛由第 1~4 颈神经前支组成。它发出皮支和肌支。皮支分布到颈前部皮肤;

肌支分布于颈部部分肌肉(颈部深肌)、舌骨下肌群和肩胛提肌;其中最主要的是膈神经,为混合性神经,它由第 3~5 颈神经前支发出,下列穿经胸腔至膈肌,主要支配膈肌的运动以及心包、部分胸膜和腹膜的感觉。

2.1.5.3　臂丛

臂丛由第 5~8 颈神经前支和第 1 胸神经前支的大部分组成。先位于颈根部,后伴锁骨下动脉经斜角肌间隙和锁骨后方进入腋窝。其间几经相互编织,可分为根、干、股、束四段,并发出许多分支,在腋窝臂丛形成三个束,即外侧束、内侧束和后束,包绕腋动脉。

臂丛的分支很多,其主要分支如下:

①肌皮神经:肌皮神经自外侧束发出,支配着臂前群肌和前臂外侧的皮肤。

②正中神经:正中神经由内侧束和外侧束各发出一根合成,支配前臂前群肌的大部分,手鱼际肌及手掌面桡侧三个半指的皮肤。

③尺神经:尺神经由内侧束发出、支配前臂前群肌的靠尺侧的小部分肌肉、手小鱼际肌和手肌中间群的大部分以及手掌面尺侧一个半指和手背面尺侧二个半指的皮肤。

④桡神经:桡神经发自后束,支配臂及前臂后群肌、臂及前臂背侧面皮肤和手背面桡侧二个半指的皮肤。

⑤腋神经:腋神经由后束发出,支配三角肌、小圆肌及三角肌区和臂外侧面的皮肤。

2.1.5.4　胸神经前支

胸神经前支共 12 对,其中第 1~11 对胸神经前支位于相应的肋间隙中,称肋间神经;第 12 对胸神经前支位于第 12 肋下缘,叫肋下神经。下 6 对胸神经前支除支配相应的肋间肌及皮肤外,还支配腹前、外侧壁的肌肉和皮肤。

2.1.5.5　腰丛

腰丛由第 12 胸神经前支的一部分,第 1~3 腰神经前支和第 4 腰神经前支的一部分组成。位于腰椎两侧,腰大肌的深面,其主要分支有:

①股神经:股神经经腹股沟韧带深面下行至股部、支配股前群肌和肌前部、小腿内侧部和足内侧缘的皮肤。

②闭孔神经:闭孔神经经小骨盆穿闭膜管至股内侧部,支配股内收肌群及股内侧面的皮肤。

2.1.5.6　骶丛

骶丛由第 4 腰神经前支的一部分与第 5 腰神经前支合成的腰骶干以及骶、尾神经

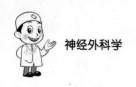

的前支编织而成,位于骶骨和梨状肌前面,分支分布于会阴部、臀部、股后部、小腿和足的肌肉与皮肤。

2.1.5.7 坐骨神经

坐骨神经自梨状肌下孔出骨盆腔后,经臀大肌深面至股后部,在腘窝上方分为胫神经和腓总神经。沿途发出肌支支配股后群肌。胫神经为坐骨神经的延续,在腘窝下行至小腿后部,分支支配小腿后群肌、足底肌以及小腿后面、足底和足背外侧的皮肤。腓总神经沿窝外侧壁绕过腓骨颈下行至小腿前区,支配小腿前群肌、外侧群肌以及小腿外侧面、足背和趾背的皮肤。

2.1.6 脑神经

脑神经与脑相连,自颅腔穿过颅底的孔、裂、管出颅,共 12 对。其名称为:Ⅰ嗅神经、Ⅱ视神经、Ⅲ动眼神经、Ⅳ滑车神经、Ⅴ三叉神经、Ⅵ展神经、Ⅶ面神经、Ⅷ前庭蜗神经、Ⅸ舌咽神经、Ⅹ迷走神经、Ⅺ副神经及Ⅻ舌下神经。其中Ⅰ、Ⅱ、Ⅷ为感觉性神经,Ⅲ、Ⅳ、Ⅵ、Ⅺ、Ⅻ主要为运动性神经,Ⅴ、Ⅶ、Ⅸ、Ⅹ为混合性神经。

2.1.7 主要构成

神经系统分为中枢神经系统和周围神经系统两大部分。

中枢神经系统包括脑和脊髓。脑和脊髓位于人体的中轴位,它们的周围有头颅骨和脊椎骨包绕。这些骨头质地很硬,在人年龄小时还富有弹性,因此可以使脑和脊髓得到很好的保护。

脑分为端脑、间脑、小脑和脑干四部分。大脑还分为左右两个半球,分别管理人体不同的部位。脑是按对侧支配的原则来发挥功能的,此外,左、右侧脑还有各自侧重的分工。如左脑主要负责语言和逻辑思维,右脑负责艺术思维,等等。

脊髓主要是传导通路,能把外界的刺激及时传送到脑,然后再把脑发出的命令及时传送到周围器官,起到了上通下达的桥梁作用。

周围神经系统包括脑神经、脊神经和自主神经。脑神经共有12对,主要支配头面部器官的感觉和运动。人能看到周围事物,听见声音,闻出香臭,尝出滋味,以及有喜怒哀乐的表情等,都必须依靠这12对脑神经的功能。

脊神经共有 31 对,其中包括颈神经 8 对,胸神经 12 对,腰神经 5 对,骶神经 5 对,尾神经 1 对。脊神经由脊髓发出,主要支配身体和四肢的感觉、运动和反射。

自主神经也称为内脏神经,主要分布于内脏、心血管和腺体。心跳、呼吸和消化活动都受它的调节。自主神经分为交感神经和副交感神经两类,两者之间相互拮抗又相互协调,组成一个配合默契的有机整体,使内脏活动能适应内外环境的需要。

2.2 神经系统的活动方式

神经系统的功能活动十分复杂,但其基本活动方式是反射。反射是神经系统内、外环境的刺激所作出的反应。

反射活动的形态基础是反射弧。反射弧的基本组成:感受器→传入神经→神经中枢→传出神经→效应器。反射弧中任何一个环节发生障碍,反射活动将减弱或消失。反射弧必须完整,缺一不可。脊髓能完成一些基本的反射活动。

2.2.1 基本常识

2.2.1.1 消除大脑皮层疲劳的方法

①静止性大脑皮层(消极)休息。静止性大脑皮层休息主要是通过睡眠,使大脑皮层产生广泛的抑制,从而使已经疲劳的大脑皮层恢复机能。

②活动性大脑皮层(积极)休息。活动性大脑皮层休息则是通过一定的户外活动,使大脑皮层不同功能的细胞产生兴奋与抑制过程相互诱导,从而使大脑皮层不同功能的细胞得到交替休息。

③神经衰弱一般是由于长期长时间用脑,不注意休息,使大脑皮层兴奋、抑制长时间失衡而引起的神经系统机能下降的一种功能性疾病。经常参加体育锻炼可以有效地预防和治疗神经衰弱。

2.2.1.2 酒精对神经系统的危害

中枢神经系统是对酒最敏感的器官,且越高级的中枢对酒的作用越敏感。对中枢神经系统,乙醇就像镇静催眠药一样产生抑制作用,并且随着血液浓度的增加抑制作用增强。

大脑皮质是大脑中最高级的部分,皮质下中枢总是处于兴奋状态,大脑皮质的功能就是对皮质下中枢起约束作用。少量饮酒后,大脑皮质首先受到抑制,皮质下中枢由于脱离了管束而兴奋,因此,人表现为轻度欣快,言语增多、戏谑,犹豫和谨慎解除,放纵平时被克制的行为。如果饮酒量进一步增加,皮质下中枢也受到了抑制,兴奋状态消失。饮酒量再增加时,主管觉醒的脑区以及脑干的生命中枢(呼吸中枢和心血管中枢)也受到抑制,产生意识障碍和呼吸、心血管抑制,甚至可致死。这就是饮酒后表现为先兴奋后抑制的原因。

乙醇也抑制主管平衡的小脑的功能,饮酒后平衡能力受损,表现为步态不稳、操作

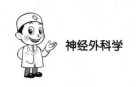
能力和灵活性下降,导致事故和车祸的发生。美国的研究发现,当乙醇血浓度低于0.05%时车祸少见,血浓度达到0.08%时车祸增加4倍,若血浓度达到0.15%时车祸增加25倍。美国规定司机的乙醇血浓度不得超过0.08%.

乙醇对中枢神经系统的作用概括如下:

第一期:欣快期,所有反应的速度和精确度都受到损害,约束能力差,情绪不稳定,易激动,健谈。

第二期:功能损害明显期,口齿不清,步态不稳,各种操作完成得很不准确,自控能力下降,这些变化与当时的情绪、环境和平时的饮酒习惯有关。

第三期:深睡昏迷期,是典型的"酒醉"期,乙醇血浓度可达0.3%,影响到生命中枢,如乙醇血浓度超过0.4%,可因呼吸衰竭死亡。

2.2.2 酒对大脑的直接损害

神经系统是酒危害的"重灾区"。乙醇易溶于水,而脂溶性低,故乙醇在血液中的含量较高,并且选择性集中于血液供应丰富的器官。

乙醇可通过血脑屏障而进入大脑。成人大脑的重量约为体重的2%,却接受心脏血流量的15%,耗氧量占全身耗氧量的20%,大脑是血液供应最丰富、组织代谢最旺盛的器官。因此,酒在脑内的分布量最多,如果血液中的乙醇浓度为1,那么,肝脏内浓度为1.48,脑脊液中为1.59,而脑组织中的浓度为1.75。所以,饮酒后,神经、精神症状最明显。另外,乙醇与卵磷脂(脑组织的主要成分)结合,沉积于脑组织中可长达0.5~1个月,产生长期的毒性作用。所以,经常酗酒,脑组织遭到的破坏也最严重。

有人对20例酒依赖者作脑电图分析。结果证实,长期大量饮酒对大脑皮层有严重损害。这20名患者均为男性,饮酒6~30年不等,日饮白酒量250毫升。临床检查有思维语言障碍、幻觉妄想症者各5,情绪障碍者4例,记忆障碍和有肢体震颤等神经系统症状者各3例。脑电图检查正常者7例,异常者13例,在13例异常者中9例出现脑波慢化现象。这与神经细胞的代谢降低,神经纤维的传导速度减慢有关。这说明,长期大量饮酒,脑部必然会出现弥漫性或局部损害,而且会越来越严重。

国外有研究证明,经常酗酒会使大脑神经不断地遭到破坏,从而使大脑容积逐渐缩小。澳大利亚医学家利用CT对酗酒者大脑进行观察后发现,在经常大量的饮酒者中,有95%的人大脑体积缩小。专家们估计,这是酒精导致大脑神经细胞死亡所引起的结果。研究还证明,在大量饮酒者中,85%的人智力减退,记忆力和逻辑思维能力明显下降。

有专家证实,长期酒滥用(超过80g/日纯酒精,时间超过10年)可使大脑额叶的M型胆碱受体明显减少,壳核处胆碱受体也减少,而苯二氮卓受体却未受损。而组织学研究发现,额叶并无萎缩的表现。提示乙醇对大脑的损害不仅选择区域,而且选择受体。

各种研究均提示,酒对中枢神经系统的损害,除长期酗酒所致的营养不良是其原因以外,乙醇的直接毒性也不容忽视。

综合而言,下列因素对饮酒性脑损害有关:

乙醇对神经细胞(尤其是细胞膜)的直接作用。

乙醇对神经递质、受体及第二信使系统的作用。

饮酒使细胞膜、神经递质或受体产生的长期改变。

进食减少及吸收不良,产生维生素(主要是维生素B,维生素B_6,烟酸)缺乏。

与酗酒相关的代谢性改变。

长期饮酒使脑血流减少。

酒依赖对其他器官的损害(如肝病)间接影响中枢神经系统。

另外,酒依赖者在生活中常常遇到意外,酒后发生工伤、交通事故等脑损伤的危险大大增加。长期酗酒还能引起大脑血管壁的脆性明显增高,凝血时间延长。因此,一旦遭受突然的外力,血管壁容易破裂,而且出血不容易凝固。所以,发生相同的事故,酒依赖者较一般人更易于发生硬膜下或硬膜外血肿。有学者认为,酒依赖者常见的颅脑损伤(有些较微,不被注意)与智力障碍不无关系。

2.2.3 酗酒后的遗忘

酒后忘事是常有的现象。但有些酒依赖者在饮用一定量的酒后,虽然酒量不大,饮酒者也意识清楚、言谈举止大体如常,可事后对饮酒期间及酒后一段时间内发生的事却丧失记忆,表现为顺行性遗忘。遗忘的时间可从数分钟到一二天不等,时间较长者类似于神游症(一种精神病性状态,类似电影《鸳梦重温》中的男主角)。

片段性遗忘似乎与血乙醇浓度骤然增加有关,可发生于初期饮酒者。不过,反复出现片段性遗忘则是酒依赖的特征性标志之一。

片段性遗忘的出现多无预兆。在片段性遗忘发作期间,表现与一般轻度醉酒者没有大的区别,即刻回忆能力完好,但难以形成长时记忆,因此事后无法回忆。

一般认为,片段性遗忘的诱发因素之一为空腹饮酒而且酒后不眠,继续进行各种活动。研究者进行的神经心理学测验表明,片段性遗忘的发生频率只是反映酒依赖的

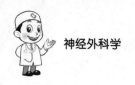

严重程度及酒依赖的时间,并不能反映大脑有无器质性损害及损害程度。

酒依赖者对片段性遗忘往往处之泰然,或满不在乎,很像癔病患者对症状"泰然漠视"的表现。

2.2.4 酒相关性痴呆

酒依赖者中约8%出现痴呆。这种痴呆与其他原因引起的痴呆难以区别。患者的认知能力进行性衰退,学习、利用新知识及解决问题的能力明显受损,远期记忆也受到损害。晚期患者常不注意仪表及社会行为规范,并有易激惹、情绪不稳等表现。

酒相关性痴呆发病早期很隐蔽,往往被家人甚至专业人员忽视。因为患者常常大醉,痴呆的表现往往被醉酒所掩盖,只有当患者停酒并清醒后,痴呆症状才逐渐明朗。

患者的头颅 cr 常显示脑萎缩,病理检查显示点片状或斑块状的神经细胞变性与死亡,病变弥散于整个大脑皮质。

2.2.5 小脑变性

步态不稳、行动笨拙、口齿不清,这几乎已经成为酗酒者的特征,这些都是乙醇对小脑损害的结果。

小脑主管平衡、共济(肌肉间的协调)运动,小脑病变表现为步态蹒跚、不稳,下肢的共济失调较重,而上肢的共济功能相对较好,发音困难及眼球震荡则相对少见。酒相关性小脑变性的病变区域比较局限,但却持久。

共济失调的发生与饮酒量没有直接关系,与个体素质和易感性有关,或与营养缺乏有关。此外,也有人通过动物实验,认为乙醇可选择性对小脑某些部位产生直接的损害。值得注意的是,有些酒依赖者生前没有共济失调症状,可尸检却发现同样有小脑病变。

2.2.6 多发性神经病变

2.2.6.1 定义

大部分酒依赖者都会出现。患者的感觉神经、运动神经及自主神经系统均受到损害,神经髓鞘(类似于剑鞘)发生变性,使神经传导速度下降,感觉异常。

多发性神经病变的病变区域两侧对称,两侧肢体的损害程度相同,而且从远端(手、脚)向近端逐渐发展。多发性神经病进展缓慢,通常先有感觉症状,如轻度感觉异常,症状渐次加重,表现为麻木感、灼热感、蚁走感,感觉异常部位呈手套、袜套样分布,患者的感觉就像总是戴着手套、穿着袜子一样,严重者出现感觉丧失,运动觉、位置觉及足背反射消失。

2.2.6.2　多发性神经病变的病因

①营养缺乏,主要为维生素 B 缺乏。

②创伤,主要是压迫性神经病变。

2.2.7　自主神经功能障碍

自主神经是调节内脏功能的神经,自主神经功能障碍主要表现为血压、心率及体温调节的异常。在戒酒综合征中,患者常有血压升高、颤抖、多汗、心动过速,这些都与交感神经系统功能亢进有关。

此外,患多发性神经病变的患者,四肢受损区域的皮肤出汗功能丧失。研究还发现,酒依赖者体温调节功能也比正常人差。长期酗酒还可引起迷走神经变性,造成部分患者吞咽及发音困难。严重者心率减慢,且对药物(如阿托品)治疗的反应能力降低。酒依赖者常在睡眠中呼吸暂停或出现睡眠呼吸障碍。据研究,这与饮酒造成中枢神经系统及迷走神经的损害有关。酒依赖者的性功能障碍也可能由于自主神经系统的功能紊乱所引起。

2.2.8　酗酒与癫痫发作

酗酒与癫痫发作的关系早在古代就有人注意,但二者之间的复杂关系至今尚未弄明白。酒依赖者中癫痫发作的患病率约为 $6.6\% \sim 10.6\%$,比一般人群高。

2.2.8.1　诱发癫痫发作的因素

①突然断酒。

②低血糖。

③颅脑外伤或颅内感染。

有人对 195 例有癫痫发作史的酒依赖者进行分析,发现其中 59% 是由于断酒,20% 由于头部外伤,5% 由于血管疾病,2% 由于颅内肿瘤。

还有人对有癫痫发作史的酒依赖者进行研究,他们首先将其他原因(如头颅外伤)引起的癫痫发作除外,结果发现,约 90% 的癫痫发作发生在断酒后 7～48 小时,因此认为癫痫发作与戒酒综合征关系密切,并认为断酒后 22 小时是癫痫发作的高峰。但也有人对此提出不同看法,他们发现在酒依赖者中,有 16% 的首次癫痫发作不在戒酒综合征期间,因此认为癫痫发作与戒酒综合征关系不大。

不过,在人体及动物身上进行的研究表明,在戒酒综合征期间,中枢神经系统的活性增强,发生癫痫发作的危险性也相应地升高。

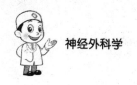

2.2.8.2 酒依赖者的癫痫发作的分类

①单次发作的癫痫发作,既往无类似发作史,无导致癫痫发作的疾病,且与戒酒综合征无关,占21%。

②戒酒性癫痫发作,占21%。

③因其他原因所致的癫痫发作,占20%。

④复发性癫痫发作,既往无类似发作史,无致癫痫发作性疾病,且与戒酒综合征无关,占37%,反复的饮酒。戒酒—复发,多次经历戒酒综合征,会增加癫痫发作的危险性。

由于癫痫发作的原因及类型不同,治疗原则也要因人而异。对那些与戒酒综合征关系密切的癫痫发作,一般不主张过早使用抗癫痫药,而对反复发作,尤其是既往有类似发作史的患者,可考虑进行系统抗癫痫治疗。但医生必须注意,酒依赖者常常不能严格按医嘱服药,且他们的饮酒行为常干扰抗癫痫药的代谢,影响治疗效果。所以,有条件者可定期进行抗癫痫药的血药浓度监测,以观察患者的用药情况。至于低血糖引起的癫痫发作,应急查血糖以资鉴别。

2.2.9 其他脑损害

威尼克脑病、科萨科夫综合征等酒依赖者特有的脑病。大多数人认为,维生素 B_1 及其他维生素缺乏是这些病的主要原因,但不少人认为,乙醇对大脑的直接毒性作用也起一定的作用。

2.3 一般诊疗技术

2.3.1 神经外科病案记录

2.3.1.1 神经外科病人的病史采集

准确系统地采集神经外科病人的病史是正确诊断疾病的首要条件,必须给予充分的重视,应在临床工作中认真执行。病史的采集应始终遵循客观、真实、公正的态度进行,耐心倾听病人的陈述,避免暗示,条理清晰。一份符合诊断需要的病历主要包括下述几个方面的内容:

(1)一般项目

病历史博物馆号、姓名、性别、年龄、身份证号、籍贯、住址、职业、工作单位、家属姓名及地址、联系电话、入院日期、病史采集日期、病史提供者和可靠程度等。

（2）主诉

记录病人此次就诊的主要原因及时间。对意识障碍、儿童或智力障碍的病人，可询问家属获得主诉。主诉应简洁、精炼、重点突出，不要用医学术语来表示。

（3）现病史

①起因或诱因：许多神经外科疾病都有明确的发生时间、地点和环境，如颅脑外伤的病案应重点记录外伤经过、受伤时间、致伤原因、头颅着力部位及运动方向等；又如癫痫病人可以出现意识障碍、抽搐突然发作，发病时间很明确，在吃饭、睡觉、走路、交谈、休息等任何情况下均可发作；而脑肿瘤多数起病隐匿，缺少明确的发病时间、诱因等。

②起病形式：即急性、亚急性或慢性起病，有无进行性加重，是发作性还是周期性的。多数血管性疾病、炎症、外伤是急性起病，而肿瘤、神经系统变性疾病是慢性起病的。

③神经系统疾病的常见症状：包括意识障碍、头痛、眩晕、言语障碍、瘫痪、感觉障碍、视力障碍、视物成双、听力下降、吞咽困难、抽搐、精神异常、智能障碍、不自主活动、走路不稳、尿便障碍、睡眠障碍、晕厥等。

④症状发生的顺序：对定位诊断帮助较大，先出现的症状多数与原发病灶有关。如髓外硬脑膜下肿瘤病人，先出现一侧神经根刺激症状，以后相继出现该侧肢体无力、对侧肢体麻木、感觉减退、大小便障碍，此时病变部位应考虑在肢体无力一侧的脊髓，感觉障碍平面提示脊髓受损节段。

⑤症状严重程度：有无缓解、加重、复发，如头痛，可以是轻微胀痛，不影响工作和学习；也可以是剧烈疼痛，伴喷射性呕吐、夜间痛醒。

⑥伴随症状：脑外伤病人受伤后的意识状态、昏迷时间；有无中间清醒期、有无近事遗忘、伤后有无头痛、呕吐和抽搐等。对可疑有颅内压增高的病人，应询问发病时间、头痛的性质、部位及与休息的关系；是否伴有恶心、呕吐、视力障碍等；病后神经系体征及其他症状，如肢体力弱、语言障碍等出现的顺序及进展情况。有癫痫发作史的病人，应重点记载首次发作时的年龄，有无先兆。抽搐发作开始部位，每次发作的持续时间及间隔时间，全身性还是局限性发作，是强直性还是阵挛性。抽搐发作时有无意识丧失、双眼上翻、口吐白沫、误咬唇舌、大小便失禁等。还要详细记载是否系统使用抗癫痫药物、疗效如何。

⑦其他系统疾病：脑血管意外的病人要询问有无高血压、糖尿病、癫痫及服用抗凝药物史，发病诱因、病后症状及病情进展，以及有无类似发作史。

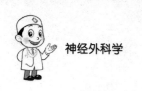

⑧诊断治疗经过:脑肿瘤病人可以在整个病程中相对一段时期保持稳定,没有加重或反而减轻,但整个病程是慢性进行性加重的。对以往的检查结果和诊断,必须去伪存真,科学分析。

(4)既往史

包括心血管疾病、内分泌代谢疾病、感染性疾病、外伤手术、中毒、过敏、肿瘤、免疫性疾病、输血病史。许多儿童病人需特别询问生长发育病史,如母亲怀孕期有无严重感染、缺氧、子痫;是否高龄初产、足月顺产;有无窒息、发绀、惊厥、黄疸;小儿何时会说话走路、学习成绩如何、儿时生过何病等,这些对许多遗传性疾病、先天性畸形、脑性瘫痪等疾病有较高诊断价值。

(5)个人史

指病人主要个人经历,如文化程度、职业、工种、出生地、烟酒嗜好、吸毒、性病、生活爱好、曾经去过何地等。

(6)家族史

对于确诊神经系统遗传性疾病十分重要。如家族中有无肿瘤、癫痫、偏头痛、肌萎缩、近亲结婚、与病人类似的症状。

2.3.1.2 神经外科病人的体格检查

①常规系统全身体格检查:包括头部、面部、颈部、肢体、脊柱等部分。

②神经系统检查:应进行神经系统的全面检查,对危急病人应重点检查生命体征、意识、瞳孔、眼底、眼姿、肢体活动深浅反射和病理反射。

2.3.2 辅助检查

2.3.2.1 一般实验室检查

应进行血型、血尿常规检查,血钾、血钠。对准备手术的病人应做出凝血时间测定,有条件的单位应行凝血功能检查。肝、肾功能、乙型肝炎标记物、丙型肝炎抗 -HCV 抗体、HIV 抗体检查;对怀疑有颅内感染、如无腰椎穿刺禁忌证,可行腰椎穿刺及脑脊液常规检查,以及糖、蛋白、氯化物定量和细菌学检查。对有内分泌障碍的病人,应检查内分泌功能,如血清泌乳素、生长激素、皮质醇、性激素、甲状腺功能和血糖等测定。

2.3.2.2 影像学检查

应常规进行头颅 CT 检查,椎管内病变需拍摄脊柱正、侧位及相应某些特殊位置的 X 线片。根据病情选择 MRI 检查或脑血管造影等。X 线平片对于诊断颅骨骨折,颅内金属异物等疾病仍有重要意义。

2.3.2.3 心、肺功能检查

心电图、超声心动图,胸部 X 线平片。

2.3.2.4 其他检查

经颅多普勒、颈部超声、脑电图、脑干体感及运动诱发电位,脑血流图、单光子发射体层扫描,正电子发射体层扫描检查等,可视临床需要和医院条件选用。

手术切除的病变,以及穿刺抽吸的囊液等标本,应进行化验及/或病理学检查。申请单中需描述术中肉眼所见。

2.3.3 术前常规准备

签署手术知情同意书:术前向病人家属(病人)讲清手术目的、达到的预期效果、可能的术后并发症。如病变不能根治,术后病变可能复发以及手术意外等问题。讲清手术治疗的大致费用,特别是一些手术所需特殊器械、材料及方法的费用等。征得病人家属(病人本人)的同意,双方签字。

签署输血意外知情同意书:除老幼病人外,尽量采用自体输血,对良性病变,如外伤、动脉瘤、动静脉畸形等手术,术中自体血回吸收。如可能输异体血,应向家属(病人)说明输血可能发生的意外,如过敏反应、肝炎等,并签署输血意外知情同意书。

麻醉医师术前访视病人,并签署麻醉意外知情同意书。

酌情备血。

术区备皮;术前一日晚 10 时后禁食水;对特殊病人术前一日晚可给予镇静剂以消除紧张。

拟选用的各种抗生素、特殊检测剂(如碘剂)和一些麻醉剂的术前敏感试验。

2.3.4 术后处理

转运病人时防止震动病人头部。

全麻术后,病人应放入 ICU 病房观察。

根据手术情况,每 30~120 分观察一次病情,包括生命体征、神志。

鞍区手术应特别注意记录出入量。

术后 6 小时病人仍不清醒,应进行 CT 检查。

根据病情给予脱水、激素、抗癫痫治疗等。

继续对术前合发症的治疗。

切口无渗出,可不更换敷料。切口 5~7 天拆线。

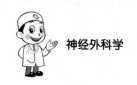

若病人术后 5 天仍体温升高,应及时行腰椎穿刺检查,并送脑脊液的常规、生化、细菌培养＋药物敏感试验,选择适宜的抗生素,控制感染。如确有颅内感染,可每日腰椎穿刺释放脑脊液,或行腰椎穿刺蛛网膜下腔持续引流,直至脑脊液检查细胞数正常为止。

对中老年病人以及大手术耗时较多的病人,应常规采取预防静脉血栓栓塞的措施。静脉血栓包括深静脉血栓形成和肺血栓栓塞物理性预防措施有 IPC(间歇气压装置)以及 GCS(梯度压力弹力袜)。药物预防措施有 LDUH(低剂量普通肝素)或术后给予 LMWH(低分子量肝素),但高出血风险患者慎用抗凝药。

2.3.5　出院医嘱

明确休息时间:门诊复查时间,复查时包括神经系统体格检查,根据具体情况进行必要的神经电生理和神经影像学检查。

出院后继续使用的药物,要求具体写出药名、剂量、使用方法;用药持续时间。

是否需要放射治疗,化疗。

是否需要其他专科继续治疗。

一些需要特别交代的事宜。

3 颅脑损伤

3.1 颅脑损伤概论

3.1.1 颅脑损伤

颅脑损伤是一种常见外伤,可单独存在,也可与其他损伤复合存在。其分类根据颅脑解剖部位分为头皮损伤、颅骨损伤与脑损伤,三者可合并存在。头皮损伤包括头皮血肿、头皮裂伤、头皮撕脱伤。颅骨骨折包括颅盖骨线状骨折、颅底骨折、凹陷性骨折。脑损伤包括脑震荡、弥漫性轴索损伤、脑挫裂伤、脑干损伤。按损伤发生的时间和类型又可分为原发性颅脑损伤和继发性颅脑损伤。按颅腔内容物是否与外界交通分为闭合性颅脑损伤和开放性颅脑损伤。根据伤情程度又可分为轻、中、重、特重四型。

3.1.1.1 病因

和平时期颅脑损伤的常见原因为交通事故、高处坠落、失足跌倒、工伤事故和火器伤;偶见难产和产钳引起的婴儿颅脑损伤。战时导致颅脑损伤的主要原因包括房屋或工事倒塌、爆炸性武器形成高压冲击波的冲击。

3.1.1.2 临床表现

(1)一般表现

①意识障碍。绝大多数病人伤后即出现意识丧失,时间长短不一。意识障碍由轻到重表现为嗜睡、蒙眬、浅昏迷、昏迷和深昏迷。

②头痛、呕吐是伤后常见症状,如果不断加剧应警惕颅内血肿。

③瞳孔如果伤后一侧瞳孔立即散大,光反应消失,病人意识清醒,一般为动眼神经直接原发损伤;若双侧瞳孔大小不等且多变,表示中脑受损;若双侧瞳孔极度缩小,光

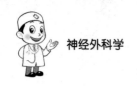

反应消失,一般为桥脑损伤;如果一侧瞳孔先缩小,继而散大,光反应差,病人意识障碍加重,为典型的小脑幕切迹疝表现;若双侧瞳孔散大固定,光反应消失,多为濒危状态。

④生命体征伤后出现呼吸、脉搏浅弱,节律紊乱,血压下降,一般经数分钟及十多分钟后逐渐恢复正常。如果生命体征紊乱时间延长,且无恢复迹象,表明脑干损伤严重;如果伤后生命体征已恢复正常,随后逐渐出现血压升高、呼吸和脉搏变慢,常暗示颅内有继发血肿。

(2)特殊表现

①新生儿颅脑损伤几乎都是产伤所致,一般表现为头皮血肿、颅骨变形、囟门张力高或频繁呕吐。婴幼儿以骨膜下血肿较多,且容易钙化。小儿易出现乒乓球样凹陷骨折。婴幼儿及学龄前儿童伤后反应重,生命体征紊乱明显,容易出现休克症状。常有延迟性意识障碍表现。小儿颅内血肿临床表现轻,脑疝出现晚,病情变化急骤。

②老年人颅脑损伤后意识障碍时间长,生命体征改变显著,并发颅内血肿时早期症状多不明显,但呕吐常见,症状发展快。

③重型颅脑损伤常常可以引起水、盐代谢紊乱,高渗高血糖非酮性昏迷,脑性肺水肿及脑死亡等表现。

3.1.1.3 颅脑损伤的十大症状

昏迷:是反映颅脑损伤轻重的重要指标。

头痛:头部软组织损伤,骨折、颅内出血、脑血管功能紊乱及颅内压增高或减低。

呕吐:常由颅内出血刺激迷走神经或前庭系统所致。

瞳孔:多一大一小,或光反应差等,观察变化,对于病情和预后的估计都有很大价值。

眼球的位置和运动:同向凝视或运动受限等。

肢体活动障碍:单瘫、偏瘫。

截瘫、癫痫发作。

生命体征变化,颅脑损伤短时间内可出现脉搏慢、血压低、呼吸慢,多表示损伤严重。

颈强直等颈部不良反应。

外伤性神经症:伤后可出现癔症性反应,木僵状态或诈病等。

3.1.1.4 颅脑损伤的危害

(1)颅脑外伤后造成损伤的特点及共性

严重者呈植物人状态,从有形的肢体运动功能障碍(肢体瘫痪)到无形的行为认知功能异常(哭闹、痴呆、神志不清)。随时会出现癫痫抽搐发作,病人多以青壮年为多,存活时日久远,虽然恢复期比较长,但最佳康复期在半年之内,面对残肢患者有极度的焦虑与恐惧感,对康复质量要求高,更多考虑其重返职业谋生等。

(2)脑外伤后遗症——癫痫

脑外伤癫痫是指脑外伤以后发生的癫痫。癫痫发作是由于大脑神经元的异常放电引起的。

(3)脑外伤后遗症——失语

失语是指大脑皮质语言中枢受损后,导致的语言理解和表达能力丧失。语言障碍有多种表现形式。

(4)脑外伤后遗症—失读

一个人可以仅失去理解书面语言的功能(失读),而另一个人可能无法回忆或说出某物体的名称(命名性失语),有的命名性失语患者不记得物体正确的名称,而有的人知道这个词却无法表达出来。构音障碍是指不能清晰和准确地发音。生活中造成很多的不便。

(5)脑外伤后遗症——失用

失用是指不能完成指令性的有目的的和连续的动作。失用患者对完成目的性或连续复杂动作的记忆似乎已丧失。四肢没有相应器质性损害,但却不能完成有目的的运动。比如画画这个动作,实际上包括一系列步骤,失用患者就不能按步骤完成。

3.1.1.5 检查

(1)X 线平片检查

X 线平片检查包括正位、侧位和创伤部位的切线位平片,有助于颅骨骨折、颅内积气、颅内骨片或异物诊断,但遇有伤情重笃病人不可强求。颅骨线性骨折时注意避免与颅骨骨缝混淆。

(2)CT 检查

CT 检查可以快速如实反映损伤范围及病理,还可以动态观察病变的发展与转归,但诊断等密度、位于颅底或颅顶、脑干内或体积较小病变尚有一定困难。

①头皮血肿头皮软组织损伤的最主要的表现是帽状腱膜下血肿,呈高密度影,常伴凹陷骨折、急性硬膜下血肿和脑实质损伤

②颅骨骨折 CT 能迅速诊断线性骨折或凹陷骨折伴有硬膜外血肿或脑实质损伤。CT 骨窗像对于颅底骨折诊断价值更大,可以了解视神经管、眼眶及鼻窦的骨折情况。

③脑挫裂伤常见的脑挫裂伤区多在额、颞前份,易伴有脑内血肿,蛛网膜下腔出血

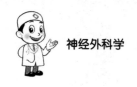

等表现,呈混杂密度改变,较大的挫裂伤灶周围有明显的水肿反应,并可见脑室、脑池移位变窄等占位效应。

④颅内血肿:急性硬膜外血肿典型表现为颅骨内板与脑表面有一双凸透镜形密度增高影。

急性硬膜下血肿表现为在脑表面呈新月形或半月形高密度区。慢性硬膜下血肿在颅骨内板下可见一新月形、半月形混杂密度或等密度影,中线移位,脑室受压。

脑内血肿表现为在脑挫裂伤附近或深部白质内可见圆形或不规则高密度或混杂密度血肿影。

(3)MRI检查

对于等密度的硬膜下血肿、轻度脑挫裂伤、小灶性出血、外伤性脑梗死初期及位于颅底、颅顶或后颅窝等处的薄层血肿,MRI检查有明显优势,但不适于躁动、不合作或危急病人。

3.1.1.6 诊断

应从以下几个方面判断伤情:意识状态、生命体征、眼部征象、运动障碍、感觉障碍、小脑体征、头部检查、脑脊液漏合并损伤。另外要考虑影响判断的因素如酒后受伤、服用镇静药物、强力脱水后、休克等。颅脑损伤早期诊断除了根据病人的致伤机制和临床征象之外,还要选择快速准确的检查方法,首选CT扫描。

3.1.1.7 一般原则

和平时期颅脑损伤多见于交通事故、厂矿事故;自然灾害,坠落、跌倒、爆炸、火器伤,以及各种钝、利器对头部的伤害。常与身体其他部位的损伤合并存在。

(1)急诊脑外伤病人接诊处置

监测生命体征,观察意识状态,尤其是神志瞳孔等重点体征变化,询问病情,确定GCS评分及分型。全身检查,确定有无胸、腹、脊柱、四肢复合伤,及时行头颅CT检查,作出初步诊断以及适当的急诊处置。根据病情,决定就地抢救或直接进入手术室施行急诊手术。

(2)救治原则

抢救生命(心-肺-脑复苏),解除脑疝,止血,预防感染,复合伤的治疗。

(3)各种类型的急诊手术

头皮和颅骨损伤的清创手术,血肿钻孔引流术,标准开颅血肿清除术。

(4)综合治疗

如降低颅内压,改善脑循环,激素类制剂(如甲泼尼龙,地塞米松)和止血药物的使用,预防性使用抗生素,水电解质平衡,全身营养与能量支持。

(5)危重病人抢救及监护

有休克的头部外伤应在急诊就地抗休克治疗。头皮外伤应简单止血包扎后再转送。保持呼吸道通畅,怀疑合并颈椎损伤者应佩带颈托。

(6)康复治疗

预防和对症治疗各种外伤后并发症,高压氧,锻炼神经功能和认知能力的恢复,精神心理治疗。

3.1.1.8　治疗

(1)非手术治疗

绝大多数轻、中型及重型颅脑损伤病人多以非手术治疗为主。非手术治疗主要包括颅内压监护、亚低温治疗、脱水治疗、营养支持疗法、呼吸道处理、脑血管痉挛防治、常见并发症的治疗、水电解质与酸碱平衡紊乱处理、抗菌药物治疗、脑神经保护药物等。

(2)手术治疗

颅脑损伤手术治疗原则救治病人生命,恢复神经系统重要功能,降低死亡率和伤残率。手术治疗主要针对开放性颅脑损伤、闭合性颅脑损伤伴颅内血肿或因颅脑外伤所引起的并发症或后遗症。主要手术方式有大骨瓣减压术、开颅血肿清除术、清创术、凹陷性骨折整复术和颅骨缺损修补术。

3.1.2　重型颅脑损伤

颅脑损伤是因暴力直接或间接作用于头部引起颅脑组织的损伤。根据格拉斯哥昏迷记分法确定:或再次昏迷者为重型颅脑损伤。

3.1.2.1　病因

颅脑损伤是因暴力直接或间接作用于头部引起颅脑组织的损伤。根据格拉斯哥昏迷记分法确定:伤后昏迷6小时以上或再次昏迷者为重型颅脑损伤。

临床表现:颅脑损伤表现为意识障碍、头痛、恶心、呕吐、癫痫发作、肢体瘫痪、感觉障碍、失语及偏盲等。颅底骨折可出现脑脊液耳漏、鼻漏;脑干损伤出现意识障碍、呼吸循环障碍、去大脑强直,严重时发生脑疝危及生命。

治疗原则:重型颅脑损伤以紧急抢救、纠正休克、清创、抗感染及手术为主要治疗原则。

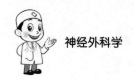

3.1.2.2 护理

（1）急救护理

①症状观察及护理：首先了解病人受伤时间、原因、病情发展过程等。严密观察病人生命体征及意识、瞳孔、肢体活动情况，特别应注意病人有无休克、颅内出血、脑疝、机体其他部位的并发症。首先，迅速建立静脉通道，对脑疝病人立即静脉滴注脱水药；对疑有颅内血肿的病人做好术前准备工作。

②保持呼吸道通畅：颅脑损伤病人多伴有不同程度的意识障碍，故应采取侧卧位或平卧位，头偏向一侧，以利于呼吸道分泌物排出，防止呕吐物误吸引起窒息；舌后坠阻塞呼吸道时应放置导气管或用舌钳将舌拉出，必要时可行气管切开。

③纠正休克：开放性颅脑损伤时引起失血性休克，应使病人保持平卧、注意保暖、补充血容量。

④转送病人：当病人休克得到初步纠正，生命体征相对平稳后方可转送；当合并其他脏器损伤和骨折时，应先初步处理并发症再转送，转送中应准备好急救物品，并严密监测生命体征、意识、瞳孔、肢体活动、伤口情况，保持呼吸道通畅。

（2）一般护理

①卧位：术前术后均应抬高床头15~30度，以利静脉回流，减轻脑水肿，有脑脊液鼻漏者，需半坐卧位；有脑脊液耳漏者，以头偏向患侧为宜，以便引流，防止脑脊液逆流造成颅内感染。

②预防颅内感染：开放性颅脑损伤应及时清创及常规应用抗生素；有脑脊液耳、鼻漏者，要注意保持耳、鼻孔及口腔的清洁，尽可能避免挖鼻孔、打喷嚏和咳嗽，严禁阻塞，用水冲洗耳、鼻及经鼻吸痰和插胃管，以免引起逆行感染，每日测体温4次，密切观察有无颅内感染征象。

③高热护理：感染或脑干损伤均可引起高热，应查明原因。体温高时应及时给予降温，保持体温在正常或接近正常范围内。可采用药物及物理降温两种方法；对中枢性高热多以物理降温为主。如：酒精擦浴、冰袋降温、冰毯，必要时进行低温冬眠疗法。

④加强基础护理，防止并发症的发生：对于昏迷病人要注意保暖，定时拍背排痰，清理呼吸道，预防坠积性肺炎，按时给予翻身，保持床单清洁干燥，每日按摩骨突部位，做好皮肤护理，预防褥疮的发生。躁动病人谨慎使用镇静药，应由专人看护，给予适当约束，防止坠床及意外发生。

⑤冬眠的护理：冬眠疗法是采用冬眠药物和物理降温的方法使机体处于低温状态。广泛脑挫裂伤，脑干、丘脑下部损伤伴有中枢性高热者，采用此疗法，以达到镇静、

安眠、降低脑组织新陈代谢，提高脑组织对缺氧的耐受力，以保护受伤脑组织，减轻脑水肿。常用药物有冬眠Ⅰ号合剂。护理时应注意：

遵医嘱选用适当的冬眠合剂，待自主神经受到充分阻滞，机体御寒反应消除，病人进入昏睡状态后，再加用物理降温措施。因为，如果没有冬眠药物的保护，36℃以下的低温可使机体产生寒战，从而增加机体耗氧，并消耗能量。冬眠时间一般为3~5天。病人房间应保持安静，光线较暗，室温在18~20℃。有专人看护，并备好急救药品和物品。病人应平卧，搬动病人或翻身时，动作要轻柔、缓慢，以防止发生体位性低血压。

治疗前观察并详细记录病人的生命体征、意识、瞳孔等，以比较治疗前后症状变化、治疗期间严密观察病情，特别是血压和体温的变化，发现异常及时采取措施。

冬眠药物最好静脉滴注，以便通过滴速的调节控制冬眠深度，使体温稳定在治疗要求范围内。保持呼吸道通畅，定时翻身、拍背，超声雾化吸入，以防止肺炎的发生；仔细观察皮肤及肢体末端的血液循环情况，并给予按摩以防止发生冻伤及褥疮等并发症。停止冬眠治疗时，应首先停止物理降温，再停用冬眠药物。停止冬眠后，病人体温会自然升高，如因药物蓄积使复温困难时，可使用热水袋等方法升高。

⑥营养支持：颅脑外伤或术后采用静脉输液补充热量，输液总量一般不宜超过1500ml，以防止脑水肿的发生或发展。以后可根据病人的意识状态和胃肠功能改为流食或鼻饲饮食。

⑦健康指导：重型颅脑损伤病人昏迷时间较长，其护理是一个漫长的过程，且病情常有变化，因此护士要做到主动、细致、认真、负责。要指导家属掌握必要的护理知识，取得家属的配合，促进病人早日康复。

3.2　头皮损伤

头皮损伤是原发性颅脑损伤中最常见的一种，它的范围可由轻微擦伤到整个头皮的撕脱伤，其意义在于医生据此可判断颅脑损伤的部位及轻重。头皮损伤往往都合并有不同程度的颅骨及脑组织损伤，可成为颅内感染的入侵门户，引起颅内的继发性病变。

3.2.1　病因

当近于垂直的暴力作用在头皮上，由于有颅骨的衬垫，常致头皮挫伤或头皮血肿，严重时可引起挫裂伤。斜向或近于切线的外力，因为头皮的滑动常导致头皮的裂伤、撕裂伤，但在一定程度上又能缓冲暴力作用在颅骨上的强度。常见的暴力作用方式有

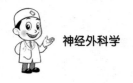

以下几类：

3.2.1.1 打击与冲撞

打击是运动着的外物击伤头部。因致伤物的速度与大小不同,可造成不同的损伤。如致伤物体积大,速度慢,常造成头皮挫伤和血肿;体积大,速度快则造成头皮挫裂伤;体积小,速度快常致头皮小裂伤,同时常伴有穿透性颅脑损伤。冲撞是运动着的头部撞击于外物,常见于车祸、跌伤、坠落伤。当冲撞于面积宽阔而平坦的外物时,若速度慢,常致头皮挫伤和血肿;如冲撞速度快,则常造成头皮裂伤且伴相邻头皮挫伤及颅骨骨折。而冲撞于面积狭窄、形状尖锐的外物时,易造成头皮裂伤。

3.2.1.2 切割与穿戳

切割是由于锋利的物体作用于头皮所致,往往造成边缘整齐的头皮裂伤。穿戳是由于尖锐的外物作用于头部所致,往往造成规则或不规则的头皮裂伤,且常伴开放性颅脑外伤。

3.2.1.3 摩擦和牵扯

摩擦是由于暴力呈切线方向作用于头部所致,常造成头皮擦伤及挫伤,重者可引起部分头皮撕脱伤。牵扯是由于头皮受到强大的牵拉力作用所致,主要见于女工发辫卷入转动的机轮中,常呈大片头皮或全头皮的严重撕脱伤。

3.2.1.4 挤压

是由相对方向的暴力同时作用于头部所致,常见于楼板挤压和产伤。除造成着力部位的头皮挫伤及血肿外,常合并颅骨骨折或脑外伤。

3.2.2 临床表现

3.2.2.1 头皮裂伤

头皮属特化的皮肤,含有大量的毛囊、汗腺和皮脂腺,容易隐藏污垢、细菌,容易招致感染。然而头皮血液循环十分丰富,虽然头皮发生裂伤,只要能够及时施行彻底的清创,感染并不多见。在头皮各层中,帽状腱膜是一层坚韧的腱膜,它不仅是维持头皮张力的重要结构,也是防御浅表感染侵入颅内的屏障。当头皮裂伤较浅,未伤及帽状腱膜时,裂口不易张开,血管断端难以退缩止血,出血反而较多。若帽状腱膜断裂,则伤口明显裂开,损伤的血管断端随伤口退缩、自凝,故而较少出血。

(1)头皮单纯裂伤

常因锐器的刺伤或切割伤,裂口较平直,创缘整齐无缺损,伤口的深浅多随致伤因素而异,除少数锐器直接穿戳或劈砍进入颅内,造成开放性颅脑损伤者外,大多数单纯裂伤仅限于头皮,有时可深达骨膜,但颅骨常完整无损,也不伴有脑损伤。

（2）头皮复杂裂伤

常为钝器损伤或因头部碰撞在外物上所致,裂口多不规则,创缘有挫伤痕迹,创内裂口间尚有纤维相连,没有完全断离,即无"组织挫灭"现象,在法医鉴定中,头皮挫裂伤创口若出现"组织挫灭",常暗示系金属类或有棱角的凶器所致。伤口的形态常能反映致伤物的大小和形状。这类创伤往往伴有颅骨骨折或脑损伤,严重时亦可引起粉碎性凹陷骨折或孔洞性骨折穿入颅内,故常有毛发、布屑或泥沙等异物嵌入,易致感染。检查伤口时慎勿移除嵌入颅内的异物,以免引起突发出血。

（3）头皮撕裂伤

大多为斜向或切线方向的暴力作用在头皮上所致,撕裂的头皮往往是舌状或瓣状,常有一蒂部与头部相连。头皮撕裂伤一般不伴有颅骨和脑损伤,但并不尽然,偶尔亦有颅骨骨折或颅内出血。这类患者失血较多,但较少达到休克的程度。

3.2.2.2 头皮撕脱伤

头皮撕脱伤是一种严重的头皮损伤,几乎都是因为留有发辫的妇女不慎将头发卷入转动的机轮而致。由于表皮层、皮下组织层与帽状腱膜 3 层紧密相接在一起,故在强力的牵扯下,往往将头皮自帽状腱膜下间隙全层撕脱,有时连同部分骨膜也被撕脱,使颅骨裸露。头皮撕脱的范围与受到牵扯的发根面积有关,严重时可达整个帽状腱膜的覆盖区,前至上眼睑和鼻根,后至发际,两侧累及耳郭甚至面颊部。患者大量失血,可致休克,但较少合并颅骨骨折或脑损伤。

3.2.2.3 头皮血肿

头皮富含血管,遭受钝性打击或碰撞后,可使组织内血管破裂出血,而头皮仍属完整。头皮出血常在皮下组织中、帽状腱膜下或骨膜下形成血肿,其所在部位和类型有助于分析致伤机制,并能对颅骨和脑的损伤做出估计。

（1）皮下血肿

头皮的皮下组织层是头皮的血管、神经和淋巴汇集的部位,伤后易于出血、水肿。由于血肿位于表层和帽状腱膜之间,受皮下纤维隔限制而有其特殊表现:体积小、张力高;疼痛十分显著;扪诊时中心稍软,周边隆起较硬,往往误为凹陷骨折。

（2）帽状腱膜下血肿

帽状腱膜下层是一疏松的蜂窝组织层,其间有连接头皮静脉和颅骨板障静脉以及颅内静脉窦的导血管。当头部遭受斜向暴力时,头皮发生剧烈的滑动,引起层间的导血管撕裂,出血较易扩散,常致巨大血肿。故其临床特点是:血肿范围宽广,严重时血

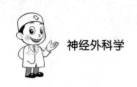

肿边界与帽状腱膜附着缘一致,前至眉弓,后至枕外粗隆与上项线,两侧达颞弓部,恰似一顶帽子顶在患者头上。血肿张力低,波动明显,疼痛较轻,有贫血外貌。婴幼儿巨大帽状腱膜下血肿,可引起休克。

(3)骨膜下血肿

颅骨骨膜下血肿,除婴儿因产伤或胎头吸引助产所致者外,一般都伴有颅骨线形骨折。出血来源多为板障出血或因骨膜剥离而致,血液集积在骨膜与颅骨表面之间,其临床特征是:血肿周界止于骨缝,这是因为颅骨在发育过程中,将骨膜夹嵌在骨缝之内,故鲜有骨膜下血肿超过骨缝者,除非骨折线跨越两块颅骨时,但血肿仍将止于另一块颅骨的骨缝。

3.2.3 治疗

3.2.3.1 头皮裂伤

(1)头皮单纯裂伤

处理的原则是尽早施行清创缝合,即使伤后逾24小时,只要没有明显的感染征象,仍可进行彻底清创并一期缝合,同时应给予抗菌药物及破伤风抗毒素注射。清创缝合方法:剃光裂口周围至少8cm以内的头皮,在局麻或全麻下,用灭菌清水冲洗伤口,然后用消毒软毛刷蘸肥皂水刷净创部和周围头皮,彻底清除可见的毛发、泥沙及异物等,再用生理盐水至少500ml以上,冲净肥皂泡沫。继而用灭菌干纱布拭干创面,以碘酒、酒精消毒伤口周围皮肤,对活跃的出血点可用压迫或钳夹的方法暂时控制,待清创时再一一彻底止血。常规铺巾后由外及里分层清创,创缘修剪不可过多,以免增加缝合时的张力。残存的异物和失去活力的组织均应清除,术毕缝合帽状腱膜和皮肤。若直接缝合有困难时可将帽状腱膜下疏松层向周围行分离,施行松解术之后缝合。必要时亦可将裂口作S形、三叉形或瓣形延长切口,以利缝合,一般不放皮下引流条。伤口较大且污染明显者,缝合后应作低位戳口置引流条,并于24小时后拔除。伤后2~3天也可一期清创缝合或部分缝合加引流。术后抗菌治疗并预防性肌内注射破伤风抗毒素(皮试阴性后)。

(2)头皮复杂裂伤

处理的原则是应及早施行清创缝合,并常规用抗生素及TAT。清创缝合方法:术前准备和创口的冲洗清创方法如上所述。由于头皮挫裂伤清创后常伴有不同程度的头皮残缺,应注意头皮小残缺的修补方法。对复杂的头皮裂伤进行清创时应做好输血的准备。机械性清洁冲洗应在麻醉后进行,以免因剧烈疼痛刺激引起心血管的不良反应。对头皮裂口应按清创需要有计划地适当延长,或作附加切口,以便创口能够一期缝合或经修补后缝合。创缘修剪不可过多,但必须将已失去血供的挫裂皮缘切除,以确保伤口的愈合能力。对残缺的部分,可采用转移皮瓣的方法,将清创创面闭合,供皮区保留骨膜,以中厚断层皮片植皮覆盖之。

(3)头皮撕裂伤

由于撕裂的皮瓣并未完全撕脱,常能维持一定的血液供应,清创时切勿将相连的蒂部扯下或剪断。有时看来十分窄小的残蒂,难以提供足够的血供,但却出乎意料的使整个皮瓣存活。清创缝合方法已如前述,原则上除小心保护残蒂之外,应尽量减少缝合时的张力,可采用帽状腱膜下层分离,松解裂口周围头皮,然后予以分层缝合。若张力过大,应首先保证皮瓣基部的缝合,而将皮瓣前端部分另行松弛切口或转移皮瓣加以修补。

3.2.3.2　头皮血肿

(1)皮下血肿

头皮下血肿多在数天后自行吸收,无须特殊治疗,早期给予冷敷以减少出血和疼痛,24～48 小时之后改为热敷以促进血肿吸收。

(2)帽状腱膜下血肿

对较小的血肿可采用早期冷敷、加压包扎,24～48 小时后改为热敷,待其自行吸收。若血肿巨大,则应在严格皮肤准备和消毒下,分次穿刺抽吸后加压包扎,尤其对婴幼儿患者,须间隔 1～2 天穿刺 1 次,并根据情况给予抗生素。血肿不消失或继续增大者,在排除颅骨骨折及颅内损伤后,可经套管针置入引流管引流数天,也可切开清除血肿并止血,严密缝合伤口,加压包扎,并应用抗生素预防感染。血肿合并感染者应切开引流。婴幼儿的帽状腱膜下血肿可导致全身有效循环血量不足,必要时尚需补充血容量的不足。

(3)骨膜下血肿

早期仍以冷敷为宜,但忌用强力加压包扎,以防血液经骨折缝流向颅内,引起硬脑膜外血肿。血肿较大者应在严格备皮和消毒情况下施行穿刺,抽吸积血 1～2 次即可恢复。若反复积血则应及时行 CT 扫描或其他辅助检查。对较小的骨膜下血肿,亦可采用先冷敷、后热敷、待其自行吸收的方法。但对婴幼儿骨膜下血肿,往往为时较久,即有钙盐沉着,形成骨性包壳,难以消散。对这种血肿宜及时穿刺抽吸,在密切观察下小心加压包扎。

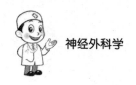

3.2.3.3 头皮撕脱伤

首先应积极采取止血、止痛、抗休克等措施。用无菌敷料覆盖创面加压包扎止血，并保留撕脱的头皮备用，争取在12小时内送往有条件的医院清创。根据患者就诊时间的早晚、撕脱头皮的存活条件、颅骨是否裸露以及有无感染迹象而采用不同的方法处理。

（1）头皮瓣复位再植

即将撕脱的头皮经过清创后行血管吻合，原位再植。此仅适于伤后2～3小时，最长不超过6小时，头皮瓣完整、无明显污染和血管断端整齐的病例。分组行头部创面和撕脱头皮冲洗、清创，然后将主要头皮供应血管、颞浅动静脉或枕动静脉剥离出来，行小血管吻合术。若能将其中一对动静脉吻合成功，头皮瓣即能成活。由于头皮静脉菲薄，断端不整，吻合术常有一定困难。

（2）清创后自体植皮

适于头皮撕脱后不超过6～8小时、创面尚无明显感染、骨膜亦较完整的病例。将头部创面冲洗清创后，切取患者腹部或腿部中厚断层皮片进行植皮。也可将没有严重挫裂和污染的撕脱皮瓣仔细冲洗，清创，剃去头发，剔除皮下组织，包括毛囊在内，留下表皮层，作为皮片回植到头部创面上，也常能成活。

（3）晚期创面植皮

头皮撕脱伤为时过久，头皮创面已有感染存在，则只能行创面清洁及交换敷料，待肉芽组织生长后再行晚期邮票状植皮。若颅骨有裸露区域，还需行外板多处钻孔，间距约1cm左右，使板障血管暴露，以便肉芽生长。覆盖裸露的颅骨后再行种子式植皮，消灭创面。

近年来推广应用皮肤扩张技术，将硅胶制皮肤在扩张囊时期埋藏在伤口邻近的正常头皮，间隔几天向囊内注入水，使囊逐渐扩大，头皮随之缓缓扩张。一般经1～2月，利用扩张的皮肤覆盖修复缺损。采用这种方法修复大的头皮缺损效果较好。

3.3　颅骨损伤

颅骨骨折是指头部骨骼中的一块或多块发生部分或完全断裂的疾病，多由于钝性冲击引起。颅骨结构改变大多不需要特殊处理，但如果伴有受力点附近的颅骨内的组织结构损伤，如血管破裂、脑或颅神经损伤、脑膜撕裂等，则需要及时处理，否则可引起颅内血肿、神经功能受损、颅内感染及脑脊液漏等严重并发症，影响预后。

3.3.1 概述

3.3.1.1 分类

颅骨骨折按骨折部位分为颅盖与颅底骨折；按骨折形态分为线形骨折、凹陷骨折、粉碎骨折、洞形骨折及穿透性骨折；按骨折与外界是否相通，分为开放性与闭合性骨折。开放性骨折包括颅底骨折伴有硬脑膜破裂而伴发外伤性气颅或脑脊液漏。

3.3.1.2 发病原因与发病机制

颅骨骨折的发生是因为暴力作用于头颅所产生的反作用力的结果，如果头颅随暴力作用的方向移动，没有形成反作用力，则不致引起骨折。由于颅骨抗牵拉强度恒小于抗压缩强度，故当暴力作用时，总是承受牵张力的部分先破裂。如果打击面积小，多以颅骨局部形变为主；如果着力面积大，可引起颅骨整体变形，常伴发广泛脑损伤。

（1）颅骨局部形变

颅盖受打击后，着力部分先发生凹陷。若暴力速度快，作用面积小，未超过颅骨弹性范围，则颅骨随即回弹；如果超过弹性范围，则着力中心区向颅腔锥形陷入，引起先内后外的骨质破裂。若破裂止于内板，则为单纯内板骨折，后期可有慢性头痛；若外板也折裂，则形成局部凹陷及外周环状及线形骨折。若致伤暴力作用仍未耗尽，可使骨折片陷入颅腔，形成粉碎凹陷性或洞形骨折。

（2）颅骨整体变形

颅骨可简化为半球模型，颅盖为半球面，颅底为底面。受到压力后，可使颅骨整体变形。暴力方向横向作用时，骨折常垂直于矢状线，折向颞部和颅底；暴力是前后方向，骨折线常平行于矢状线，向前至颅前窝，向后可达枕骨，严重可引起矢状缝分离性骨折。此外，当暴力垂直作用于身体中轴时，可沿脊柱传至颅底，轻者造成颅底线形骨折，重者可致危及生命的颅基底环形骨折，陷入颅内。

（3）颅骨骨折的规律性

暴力作用的方向、速度和着力面积等致伤因素对颅骨骨折影响较大，概括如下：暴力作用的力轴及其主要分力方向多与骨折线延伸方向一致，但遇到增厚的颅骨拱梁结构时，常折向骨质薄弱的部分。暴力作用面积小而速度快时，常形成洞形骨折，骨片陷入颅腔。若打击面积大而速度快时，多引起局部粉碎凹陷骨折；若作用点面积较小而速度较缓时，则常引起通过着力点的线状骨折；若作用点面积大而速度较缓时，可致粉碎骨折或多发线形骨折。垂直于颅盖的打击易引起局部凹陷或粉碎骨折；斜行打击多致线形骨折，并向作用力轴的方向延伸；往往折向颅底；枕部着力的损伤常致枕骨骨折

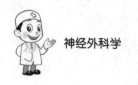

或伸延至颞部及颅中窝的骨折。

3.3.1.3　病理生理

颅盖骨折即穹隆部骨折,其发生率以顶骨及额骨为多,枕骨和颞骨次之。颅盖骨折有三种主要形态,即线形骨折、粉碎骨折和凹陷骨折。骨折的形态、部位和走向与暴力作用方向、速度和着力点有密切关系。线形骨折的骨折线常通过上矢状窦、横窦及脑膜血管沟,可导致颅内出血。凹陷性骨折常为接触面较小的钝器打击或头颅碰撞在凸出的物体上所致,着力点附近颅骨多全层陷入颅内,可有脑受压的症状和体征。

颅底骨折以线形为主,可仅限于某一颅窝,亦可横行穿过两侧颅底或纵行贯穿颅前、中、后窝。由于骨折线常累及鼻旁窦、岩骨或乳突气房,使颅腔和窦腔交通而形成隐形开放性骨折,故可引起颅内继发感染。

额部前方受击,易致颅前窝骨折,骨折线常经鞍旁而达枕骨;额前外侧受击,骨折线可横过中线经筛板或向蝶鞍而至对侧颅前窝或颅中窝;顶前份受击,骨折线延至颅前窝或颅中窝;顶间区受击,可引起经颅中窝至对侧颅前窝的骨折线;顶后区受力,骨折线指向颅中窝底部,并向内横过蝶鞍或鞍背达对侧;枕部受力,骨折线可经枕骨向岩骨延伸,或通过枕骨大孔而折向岩尖至颅中窝或经鞍旁至颅前窝。

3.3.1.4　临床表现

(1)线形骨折

单纯的线形骨折本身并不需处理,但其重要性在于因骨折而引起的脑损伤或颅内出血,尤其是硬膜外血肿,常因骨折线穿越脑膜中动脉而致出血,尤以儿童较多。当骨折线穿过颞肌或枕肌在颞骨或枕骨上的附着区时,可出现颞肌或枕肌肿胀而隆起,这一体征亦提示该处有骨折发生。

(2)凹陷骨折

凹陷骨折多见于额、顶部,一般单纯性凹陷骨折,头皮完整,不伴有脑损伤,多为闭合性损伤,但粉碎凹陷骨折则常伴有硬脑膜和脑组织损伤,甚至引起颅内出血。

(3)闭合性凹陷骨折

儿童较多,尤其是婴幼儿颅骨弹性较好,钝性的致伤物,可引起颅骨凹陷,但头皮完整无损,类似乒乓球样凹陷,亦无明显的骨折线可见。患儿多无神经机能障碍,但当凹陷区较大较深,可有脑受压症状和体征。

(4)开放性凹陷骨折

常系强大打击或高处坠落在有突出楞角的物体上所致,往往头皮、颅骨、硬脑膜与脑均同时受累,而引起的开放性颅脑损伤。临床所见开放性凹陷骨折有洞形骨折及粉

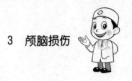

碎凹陷骨折两种类型。

①洞形凹陷骨折:多为接触面小的重物打击所致,凶器直接穿透头皮及颅骨进入颅腔。骨折的形态往往与致伤物形状相同,是法医学认定凶器的重要依据。骨碎片常被陷入脑组织深部,造成严重的局部脑损伤、出血和异物存留。但由于颅骨整体变形较小,一般都没有广泛的颅骨骨折和脑弥散性损伤,因此,洞形骨折的临床表现常以局部神经缺损为主。

②粉碎凹陷骨折:伴有着力部骨片凹陷,常为接触区较大的重物致伤,不仅局部颅骨凹曲变形明显,引起陷入,同时,颅骨整体变形亦较大,造成多数以着力点为中心的放射状骨折。硬脑膜常为骨碎片所刺破,脑损伤均较严重,除局部有冲击伤之外,常有对冲性脑挫裂伤或颅内血肿。

(5)颅底骨折:颅底骨折绝大多数是线形骨折,多为颅盖骨折延伸到颅底,个别为凹陷骨折,也可由间接暴力所致。按其发生部位分为:颅前窝、颅中窝、颅后窝骨折。

①颅前窝骨折:累及眶顶和筛骨,可有鼻出血、眶周广泛瘀血斑(熊猫眼)以及广泛球结膜下出血等表现。其中"熊猫眼"对诊断又重要意义。若脑膜、骨膜均破裂,则合并脑脊液鼻漏及/或气颅,使颅腔与外界交通,故有感染可能,应视为开放性损伤。脑脊液鼻漏早期多呈血性,须与鼻衄区别。此外,前窝骨折还常有单侧或双侧嗅觉障碍,眶内出血可致眼球突出,若视神经受波及或视神经管骨折,尚可出现不同程度的视力障碍。

②颅中窝骨折:中窝骨折往往累及岩骨而若累及蝶骨,可有鼻出血或合并脑脊液鼻滑,脑脊液经蝶窦由鼻孔流出。若累及颞骨岩部,可损伤内耳结构或中耳腔,病人常有第Ⅶ、Ⅷ脑神经损伤,表现为听力障碍和面神经周围性瘫痪,脑膜、骨膜及鼓膜均破裂时,则合并脑脊液耳漏,脑脊液经中耳由外耳道流出;若鼓膜完整,脑脊液则经咽鼓管流往鼻咽部,可误认为鼻漏。若累及蝶骨和颞骨的内侧部,可能损伤垂体或第Ⅱ、Ⅲ、Ⅳ、Ⅴ、Ⅵ脑神经。若骨折伤及颈动脉海绵窦段,可因动静脉瘘的形成而出现搏动性突眼及颅内杂音;破裂孔或颈内动脉管处的破裂,可发生致命性的鼻出血或耳出血。

③颅后窝骨折:累及颞骨岩部后外侧时,多在伤后1~2日出现乳突部皮下瘀血斑(Battle征)。若累及枕骨基底部,可在伤后数小时出现枕下部肿胀及皮下瘀血斑;枕骨大孔或岩尖后缘附近的骨折,可合并后组脑神经(第Ⅸ—Ⅻ脑神经)损伤。

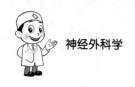

3.3.2　诊断及鉴别诊断

3.3.2.1　诊断

（1）颅盖骨折的诊断

对闭合性颅盖骨折,若无明显凹陷仅为线形骨折时,单靠临床征象难以确诊,常须行 X 线平片检查始得明确。即使对开放性骨折,如欲了解骨折的具体情况,特别是骨折碎片进入颅内的位置和数目,仍有赖于 X 线摄片检查。

（2）颅底骨折的诊断

颅底骨折绝大多数都是由颅盖部骨折线延伸至颅底而致,少数可因头颅挤压伤所造成。颅底骨折的诊断主要依靠临床表现,X 线平片不易显示颅底骨折,对诊断无所益。CT 扫描可利用窗宽和窗距的调节清楚显示骨折的部位,不但对眼眶及视神经管骨折的诊断有帮助,还可了解有无脑损伤,故有重要价值。对脑脊液漏有疑问时,可收集流出液作葡萄糖定量检测来确定。有脑脊液漏存在时,实际属于开放性脑损伤。

3.3.2.2　鉴别诊断

（1）头皮血肿

皮下血肿一般体积小,有时因血肿周围组织肿胀隆起,中央反而凹陷,易误认为凹陷性颅骨骨折,需用颅骨 X 线摄片作鉴别。

（2）眼眶损伤

眼眶损伤可以引起眶周瘀斑,也可表现为"熊猫眼",应注意与颅骨骨折相鉴别。有眼部外伤史,眶内、结膜下出血及眼球内陷或眼球运动障碍等均提示眶周,如上颌骨、颧骨等骨折。可行 CT 予以鉴别。

（3）中耳炎及鼻炎

中耳炎,尤其是慢性中耳炎可有耳流脓的表现,鼻炎常有流清水涕的表现,这些都应与颅骨骨折引起的脑脊液耳漏和鼻漏鉴别。鉴别的要点包括:外伤史、是否发热、流出液体的性状等。

3.3.3　治疗

3.3.3.1　急救措施

颅骨骨折本身并不危及生命,需要紧急处理的是致命的并发症。颅中窝骨折有时可引起严重大量鼻衄,可因休克或窒息致死,需要紧急处理。应立即气管内插管,清除气道内血液保证呼吸,随即填塞鼻腔,有时需经咽部堵塞鼻后孔;快速补充失血量;于患侧颈部压迫颈总动脉,必要时施行手术结扎,以挽救生命。颅后窝骨折急性期若有呼吸功能紊乱或颈髓受压时,应及早进行气管切开,颅骨牵引,必要时作辅助呼吸或人工呼吸,甚至施行颅后窝及颈椎椎板减压术。若有休克应首先加以纠正。

火器开放性颅脑损伤是颅脑损伤的特殊类型,常发生在战场。急救程序为:

(1)保持呼吸道通畅

简单的方法是把下颌向前推拉,侧卧,吸除呼吸道分泌物和呕吐物,也可插管过度换气。

(2)抢救休克

强调早期足量的输血和控制气路是战争与和平时期枪伤治疗的两大原则。火器性穿通伤可急症输低滴度 O 型全血,但最好还是输同型血。

(3)严重脑受压的急救

伤员在较短时间内出现单侧瞳孔散大或很快双瞳变化,呼吸转慢,估计不能转送至手术医院时,则应迅速扩大穿通伤入口,创道浅层血肿常可涌出而使部分伤员获救,然后再考虑转送。

(4)创伤包扎

现场抢救只作伤口简单包扎,以减少出血,有脑膨出时,用敷料绕其周围,保护脑组织以免污染和增加损伤。强调直接送专科处理,但已出现休克或已有中枢衰竭征象者,应就地急救,不宜转送。尽早开始大剂量抗生素治疗,应用 TAT。

3.3.3.2 治疗

颅骨骨折约占颅脑损伤的 15% ~20%,可发生于颅骨任何部位,以顶骨最多,额骨次之,颞骨和枕骨又次之。凹陷骨折或粉碎骨折的骨折片,既可损伤脑膜及脑又可损伤脑血管和颅神经。一般骨折线不跨过颅缝,如暴力过大,亦可波及邻骨。由于骨折位置和形态不同,其治疗及预后亦各不相同。骨折所造成的继发性损伤比骨折本身严重得多。要警惕颅内血肿,48 小时内应注意观察病情。若病情加重,应及早行头颅 CT 检查,及时发现颅内血肿。若骨折片插入脑内或压迫功能区,引起癫痫发作,应及早手术。

(1)颅盖骨折的治疗

颅盖骨折的治疗原则是手术复位。手术指征:

①骨折片陷入颅腔的深度在 1cm 以上。

②大面积的骨折片陷入颅腔,因骨性压迫或并发出血等引起颅内压增高者。

③因骨折片压迫脑组织,引起神经系统体征或癫痫者。位于大静脉窦部的凹陷骨折如引起神经系统体征或颅内压增高者也应手术整复或摘除陷入之骨折。若缺损过

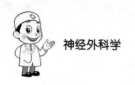

大,则应留待日后择期修补。术前必须作好充分的输血设备,以防止骨折整复时大出血。术后应密切观察以防出血。

(2)颅底骨折的治疗

颅底骨折多数无须特殊治疗,而要着重处理合并的脑损伤和其他并发损伤。耳鼻出血和脑脊液漏,不可堵塞或冲洗,以免引起颅内感染。多数脑脊液漏能在两周左右自行停止。持续四周以上或伴颅内积气经久不消时,应及时手术,进行脑脊液瘘修补,封闭瘘口。对碎骨片压迫引起的视神经或面神经损伤,应尽早手术去除骨片。伴脑脊液漏的颅底骨折属于开放伤,需给予抗生素治疗。

3.3.4 预防预后

3.3.4.1 预后

颅骨骨折的预后主要取决于骨折的部位、并发症存在与否及处理是否及时。如果颅骨骨折没有造成血管破裂、脑膜损伤及颅脑损害等其他并发症,保守治疗后大部分愈合较好。如果存在并发症,未及时处理,则可能导致预后不良。

3.3.4.2 预防

颅骨是容纳和保护脑组织的器官,骨质较厚,一般小的暴力不会造成颅骨骨折,较大的暴力或作用点在颅骨薄弱区才会导致颅骨的骨折。预防方面,矿业、建筑业等行业的从业人员,应佩戴安全头盔,严格遵守从业规范;在遭遇暴力时,应注意保护头部,特别是颞部。因颞部骨骼较薄,且有脑膜中动脉走行,这里骨折容易导致脑膜中动脉破裂,引起急性的硬膜外血肿,出血量大,有出现脑疝的风险。

生长性颅骨骨折是颅骨骨折中较特殊的类型,常继发于婴幼儿急性分离性颅骨骨折后,发生率占婴幼儿颅脑损伤的0.05%～1%。以头部囊性肿块、局部颅骨缺损、神经功能障碍和癫痫为主要临床表现,因此,早期预防非常重要。

对于急性颅脑外伤的病人,应在早期判断是否会进展为生长性颅骨骨折,如果有进展为生长性颅骨骨折的风险,应进行手术治疗。有文献报道,急性期婴幼儿分离性颅骨骨折的病人,若骨折线宽度大于3mm,同时在局部头皮中抽出血性脑脊液或破碎的脑组织,或MRI明确提示疝出物为脑组织者,说明硬脑膜已经破裂,是日后形成生长性颅骨骨折的病理基础,原则上应在生命体征平稳后,于伤后第3至5天行手术治疗,以预防生长性颅骨骨折的发生。

3.3.4.3 护理

对颅骨骨折病人的护理要遵循以下几点:颅底骨折院病人,按医嘱密切观察生命体征的改变,早期发现脑疝,及时进行手术治疗。颅底骨折合并脑脊液漏者,要卧床休息。颅底骨折有脑脊液漏者,枕下应垫无菌小巾,一切操作应按无菌伤口处理,防止感染。颅底骨折病人的卧位,向患侧卧,便于引流。颅底骨折鼻漏者禁用手掏、堵塞,不能用力咳嗽、打喷嚏,防污染有脑脊液逆流入颅内,造成颅内感染积气。颅底骨折病人禁止做腰穿,已有颅内感染者例外。颅底骨折病人要保持耳、鼻的局部清洁,每日用过氧化氢、盐水棉球清洁局部。颅底骨折累及颞骨岩部而损伤了听神经,病人听力丧失,护理人员要关心、体贴病人,加强生活护理。重症脑挫伤合并鼻漏,禁止从鼻腔吸痰,鼻漏未停止,不能从鼻腔插各种管道。中颅窝底骨折损伤下丘脑而产生尿崩症时除给予药物控制,还要供给充足的饮水。

颅骨骨折系指颅骨受暴力作用所致颅骨的连续性中断。颅骨骨折的病人,不一定都合并有严重的脑损伤。但没有颅骨骨折的病人,由于力线作用可能存在严重的脑损伤。一般来讲,凡有颅骨骨折存在,提示外力作用较重,合并脑损伤的概率较高。根据骨折部位可将颅骨骨折分为颅盖及颅底骨折;又可根据骨折端形态分为线形和凹陷骨折,如因暴力范围较大与头部接触面积广,形成多条骨折线,分隔成多条骨折碎片者则称粉碎性骨折;而颅盖骨骨折端的头皮破裂称开放性骨折,颅底骨折端附近的黏膜破裂则称内开放性颅骨骨折。开放性骨折和累及气窦的颅底骨折易合并骨髓炎或颅内感染。

3.4 脑损伤

脑损伤是指暴力作用于头部造成的脑组织器质性损伤。根据致伤源、受力程度等因素不同,将伤后脑组织与外界相通与否而分为开放性及闭合性脑损伤。前者多由锐器或火器直接造成,均伴有头皮裂伤、颅骨骨折、硬脑膜破裂和脑脊液漏;后者为头部受到钝性物体或间接暴力所致,往往头皮颅骨完整。或即便头皮、颅骨损伤,但硬脑膜完整,无脑脊液漏;根据暴力作用于头部时是否立即发生脑损伤,又分为原发性脑损伤和继发性脑损伤。后者指受伤一定时间后出现的脑损伤,如颅内血肿和脑水肿。本节着重叙述原发性脑损伤,其余内容另述。

3.4.1 脑震荡

指头部遭受外力打击后,即刻发生短暂的脑功能障碍。病理改变无明显变化,发生机制至今仍有许多争论。

临床表现为短暂性昏迷、逆行性遗忘以及头痛、恶心和呕吐等症状,神经系统检查

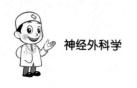

无阳性体征发现。它是最轻的一种脑损伤,经治疗后大多可以治愈。其可以单独发生,也可以与其他颅脑损伤如颅内血肿合并存在,应注意及时作出鉴别诊断。

3.4.1.1　病因

关于脑震荡的发生机制,至今尚有争议。一般认为引起的意识障碍主要是脑干网状结构受损的结果。这种损害与颅脑损伤时脑脊液的冲击(脑室液经脑室系统骤然移动)、外力打击瞬间产生的颅内压力变化、脑血管功能紊乱、脑干的机械性牵拉或扭曲等因素有一定关系。

传统观念认为,脑震荡仅是中枢神经系统暂时的功能障碍,并无可见的器质性损害。但近年来研究发现,受力部位的神经元线粒体、轴突肿胀,间质水肿;脑脊液中乙酰胆碱和钾离子浓度升高,影响轴突传导或脑组织代谢的酶系统紊乱。临床资料也证实,有半数脑震荡病人的脑干听觉诱发电位检查提示有器质性损害。有学者提出,脑震荡有可能是一种最轻的弥漫性轴索损伤。

3.4.1.2　临床表现

意识障碍:程度较轻而时间短暂,可以短至数秒钟或数分钟,但不超过半小时。

近事遗忘:清醒后对受伤当时情况及受伤经过不能回忆,但对受伤前的事情能清楚地回忆。

其他症状:常有头痛、头晕、恶心、厌食、呕吐、耳鸣、失眠、畏光、注意力不集中和反应迟钝等症状。

神经系统检查无阳性体征。

3.4.1.3　检查

腰椎穿刺颅内压正常,部分患者可出现颅内压降低。脑脊液无色透明,不含血,白细胞数正常。生化检查亦多在正常范围,有的可查出乙酰胆碱含量大增,胆碱酯酶活性降低,钾离子浓度升高。

颅骨 X 线检查:无骨折发现。

颅脑 CT 扫描:颅骨及颅内无明显异常改变。

脑电图检查:伤后数月脑电图多属正常。

脑血流检查:伤后早期可有脑血流量减少。

3.4.1.4　诊断

头伤后立即发生短暂性昏迷,时间在 30 分钟内,清醒后常有近事遗忘、头痛、头晕、恶心、厌食、呕吐、耳鸣、注意力不集中等症状,血压,呼吸和脉搏基本正常。

神经系统检查无阳性体征,腰椎穿检查脑脊液压力和成分正常。

3.4.1.5 治疗

伤后在一定时间内可在急诊室观察,密切注意意识、瞳孔、肢体活动和生命体征的变化,若一旦发现颅内继发性病变或其他并发症,可得到及时的诊治。脑震荡急性期患者应注意卧床休息,避免外界不良刺激,减少脑力活动,适当给予镇静及改善自主神经功能药物等治疗,并注意患者的心理调节和治疗。

3.4.1.6 预后

多数患者在 2 周内恢复正常,预后良好。

3.4.2 弥漫性轴索损伤

弥漫性轴索损伤指头部受到外伤作用后发生的,主要弥漫分布于脑白质、以轴索损伤为主要改变的一种原发性脑实质的损伤。其特点为广泛性白质变性,小灶性出血;神经轴索回缩球,小胶质细胞簇出现;常与其他颅脑损伤合并,死亡率高。

自从 1956 年 Strich 通过尸检描述了 DAI 的病理学改变,并由 Adams 等于 1982 年正式命名以来,DAI 作为一个独立的疾病类型,已被神经外科学界所接受。对于 DAI 的分型多采用 Adams 等提出的标准。随着病理诊断技术的提高,多种动物模型的建立和高分辨率、高清晰度影像学技术的完善,为该病的诊断和治疗提供了有力的帮助。但迄今对于该病的研究还是初步的,尚无统一的诊断标准,与其他类型脑损伤的关系亦不甚明了,这都妨碍了对疾病本质的认识,也使治疗措施难以取得突破。

3.4.2.1 DAI 致伤机制的探讨

目前对于 DAI 发病机制的认识基本一致,即由于外伤使颅脑产生旋转加速度或角加速度,使脑组织内部易发生剪力作用,导致神经轴索和小血管损伤。根据这一原理制成的动物模型也成功模拟了临床所见的 DAI。而白质和灰质交界处,两大脑半球之间的胼胝体,脑干头端以及小脑、内囊和基底节则是剪应力作用下的易损区。发现交通事故仍是致伤的主要原因。因为在交通伤中,脑组织更易受到剪应力的作用,且可多次致伤,因此,对于交通事故中的头伤患者应警惕 DAI 的存在。直接暴力作用于一侧顶部、枕部、额部,间接暴力作用于颌面部,以及间接暴力所致的头部挥鞭样动作,都可以产生多方向的头部旋转,引起 DAI。

3.4.2.2 诊断

目前对于脑损伤的诊断多依赖 CT、MRI 等影像学技术,而 DAI 尤其是非出血性病灶和针尖样大小的出血点很难在 CT 上识别,尽管 MRI 较 CT 分辨率和敏感度增高,但对于微小病灶和轻型 DAI,假阴性仍不在少数。所以,DAI 的漏诊率相当高。Gentle-

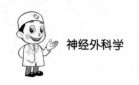

man 等采用高度敏感性的 β - 淀粉前体蛋白免疫组化检测法,研究了一组致死性闭合性头伤的脑切片,发现几乎均有 DAI 存在。这反映了 DAI 的严重性和其存在的广泛性。Graham 等通过病理及临床研究发现临床上明显的损伤,如颅骨骨折、脑挫裂伤、大的颅内血肿等,很可能并非是临床表现～病理～预后之间最重要的相关性损伤因素,而重要的相关因素 DAI 往往不易识别,需借助高分辨 CT、MRI 和(或)显微镜。因此,临床工作中临床判断和影像学应同时并重,在两者不相符时,尤其是临床上伤情重,而 CT、MRI 显示为非功能区的脑挫裂伤或无明显异常改变时,应高度怀疑并存的DAI。对于脑损伤患者进行内减压手术时,应尽可能取材进行银染色和 β - 前体蛋白检测,有条件的还可以进行电镜检查,以提高 DAI 的检出率和诊断正确率。

3.4.2.3　鉴别

脑挫裂伤与 DAI 在概念上有较严格的界定。但二者可由同一种损伤机制角加速度所造成,角加速度的大小决定了上述两种脑损伤程度的差异,但二者伴存的机会大大超出了传统概念,具有重要临床意义。

脑震荡属于轻型脑弥漫性损伤,目前认为损伤机制为旋转加速度或角加速度导致的脑深部结构的非出血性损伤以轴索肿胀为主,使皮质与皮质下结构的联系暂时性中断,病损程度轻,为可逆性损害。这可以解释患者意识障碍时间较短,以及常见的脑震荡后遗症或头伤后综合征。

总之 DAI 是常见弥漫性脑损伤,可分为轻、中、重三型,脑震荡和原发脑干损伤被包含其中,且常常与脑皮质挫裂伤伴发,对 DAI 发病机制的认识,为脑损伤的诊断和治疗提供了依据,且有望改变现有原发脑损伤的分类方法。

3.4.3　脑挫裂伤

脑挫裂伤是脑挫伤和脑裂伤的统称,单纯脑实质损伤而软脑膜仍保持完整者称为脑挫伤,如脑实质破损伴软脑膜撕裂成为脑裂伤。因脑挫伤和脑裂伤往往同时并存,故合称脑挫裂伤。

脑挫裂伤轻者可见额颞叶脑表面的瘀血、水肿、软膜下点片状出血灶,蛛网膜或软膜裂口,血性脑脊液;严重者可有皮质和白质的挫碎、破裂,局部出血、水肿甚至血肿,皮质血管栓塞,脑组织糜烂、坏死,挫裂区周围点片状出血灶和软化灶呈楔形深入脑白质,4～5 天后坏死的组织开始液化,1～3 周时局部坏死、液化的区域逐渐吸收囊变,周围胶质增生、邻近脑萎缩、蛛网膜增厚并与硬脑膜和脑组织粘连,形成脑膜脑瘢痕。

3.4.3.1　病因

交通事故、摔伤、跌伤、打击伤、火器伤、爆炸伤等各种颅脑创伤均可造成脑挫

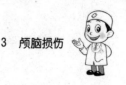

裂伤。

脑挫裂伤常发生于暴力打击的部位和对冲部位,尤其是后者,多见于额、颞的前端和脑底部,这是由于脑组织在颅腔内的滑动及碰撞所引起的;脑实质内的挫裂伤常因脑组织变形和剪应力损伤引起,以挫伤和点状出血为主。

对冲性脑挫裂伤以枕顶部受力时产生对侧或双侧额底、额极、颞底和颞极的广泛性损伤最为常见,这主要与前颅底和蝶骨嵴表面粗糙不平,在外力作用使对侧额底、额极、颞底和颞极的撞击于其,产生相对摩擦而造成损伤所致。

3.4.3.2　临床表现

(1)意识障碍

大多伤后立即昏迷,常以伤后昏迷时间超过 30 分钟作为判定脑挫裂伤的参考时限,长期昏迷者多有广泛的脑皮质损害或脑干损伤。

(2)局灶症状

伤及额、颞叶前端等"哑区"可无明显症状,伤及脑皮层可有相应的瘫痪、失语、视野缺损、感觉障碍和局灶性癫痫等征象,有新的定位体征出现时应考虑颅内继发性损害可能。

(3)颅内高压

为脑挫裂伤的最常见表现,如伤后持续剧烈头痛、频繁呕吐,或一度好转后再次加重,应明确有无血肿、水肿等继发性损害。

(4)生命体征改变

早期表现为血压下降、脉搏细弱和呼吸浅快,如持续性低血压应除外复合伤,如血压升高、脉压加大、脉搏洪大有力、脉率变缓、呼吸加深变慢,应警惕颅内血肿、脑水肿和脑肿胀的发生;持续性高热多伴有下丘脑损伤。

(5)脑膜刺激征

与蛛网膜下腔出血有关,表现为闭目畏光、卷曲而卧,可有伤后早期低热、恶心、呕吐,1 周后症状消失。

3.4.3.3　检查

(1)头颅 X 线平片

可了解有无骨折,有助于判断致伤机制和伤情。

(2)CT

为首选检查方法,可用于:

①显示挫裂伤的部位、程度和有无继发性出血和水肿等表现,根据脑室和脑池的

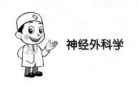
大小和形态间接评估颅内压的高低,必要时需反复多次 CT 扫描,以动态观察脑水肿的演变并发现迟发性颅内血肿。

②脑挫伤的 CT 表现为低密度脑水肿中出现多发散在的斑点状高密度出血灶,脑室受压移位等。

③常伴随蛛网膜下腔出血,表现为广泛的蛛网膜下腔和脑池,甚至脑室出现高密度影,以大脑纵裂出血的条索状窄高密度影最常见,尤其在儿童患者更为明显。

④弥漫性脑损伤常表现为脑水肿和脑肿胀,CT 表现为普遍性密度减低。

⑤高分辨 CT 对小区域的脑干损伤诊断仍有困难。

(3)MRI

对脑干、胼胝体、脑神经的显示,对微小挫伤灶、轴索损伤和早期脑梗死的显示,对处于 CT 等密度阶段的血肿的诊断和鉴别诊断有重要意义。

(4)腰椎穿刺

可了解脑脊液中是否含血,可测定颅内压,但有明显颅内压增高者应列为禁忌。

(5)其他检查

①脑血管造影已少用。

②脑电图主要用于对预后的判断或癫痫的监测。

③脑干诱发电位对分析脑功能受损,特别是脑干损伤平面的判定有重要参考价值。

④放射性核素检查主要用于脑挫裂伤后期并发症(如血管栓塞、动静脉瘘、脑脊液漏和脑积水)的诊断。

3.4.3.4 诊断

患者多有明确外伤史,有阳性体征者可根据定位征象和昏迷情况大致判断受损的部位和程度,意识障碍严重者常需依靠 CT 扫描和其他检查明确诊断,以 CT 检查为首选。

3.4.3.5 鉴别诊断

鉴别诊断主要需与硬膜下血肿、硬膜外血肿和自发性脑内血肿相鉴别。前两者常与脑挫裂伤并存,根据 CT 表现可予以鉴别。自发性脑内血肿患者常见于中老年人,多有高血压、糖尿病等病史,出血部位以基底节区(中年人,高血压性脑出血)或枕叶(高龄患者,脑动脉淀粉样变性)常见,可资鉴别。

3.4.3.6　治疗

（1）治疗原则

单纯脑挫裂伤一般以非手术治疗为主,尽早地合理治疗是减少伤残率、降低死亡率的关键;有继发性颅内血肿或难以控制的颅内高压者才需手术。

（2）非手术治疗

①一般处理轻、中型脑挫裂伤者主要予以对症处理、防治脑水肿、密切观察病情和进行颅内压监护,必要时复查 CT 扫描。已处于昏迷状态的中、重型患者,除上述治疗外,应予以多参数生理监护和专科护理,予以侧卧位,将床头抬高 15～30°,保持呼吸道通畅并吸氧,短期内(3～5 天)不能清醒者宜及早行气管切开,注意及时复查血液生化和心、肺、肝、肾功能的评估。

②特殊处理伤后早期即出现中枢性高热、频繁去脑强直、间脑发作或持续性癫痫者,应及早开始亚低温治疗。弥漫性脑肿胀好发于青少年,一旦发生可采取过度换气、激素和强力脱水,同时冬眠降温、降压。弥漫性血管内凝血应予以输新鲜血液、补充凝血因子和血小板,肝素抗凝或抗纤溶环酸对抗过量纤溶治疗。

③降低颅内高压早期予以过度换气、大剂量激素,并在颅内压监护下进行脱水治疗,伤情严重者予以亚低温冬眠疗法。严重脑外伤后常出现血液黏度的显著增高,可使用低分子右旋糖酐 $0.5g/(kg \cdot d)$ 静脉输注施行等容量或高容量血液稀释疗法,以维持血液的黏度在"最适合红细胞比容值"(0.3～0.4)水平。

④脑功能恢复治疗当病情较稳定时即应给予神经功能恢复的药物,同时开始功能锻炼,如高压氧、理疗、按摩、针灸和被动的或主动的功能训练。

（3）手术治疗

①手术指征脑挫裂伤一般不需要手术治疗,但伴有颅内血肿 30ml 以上,CT 示有占位效应、非手术治疗效果欠佳,或颅内压监护压力超过 4.0kPa(30mmHg) 或顺应性较差时,应及时开颅清除血肿。

②脑损伤的治疗脑挫裂伤严重,因挫碎脑组织和脑水肿而致进行性颅内压增高达 5.33kPa(40mmHg),经降颅压处理无效者,应开颅清除碎烂脑组织,行内、外减压或脑池、脑室引流。

③治疗并发症脑挫裂伤后期并发脑积水时,应先行脑室外引流,待查明病因后再予以相应处理。

3.4.4　脑干损伤

脑干损伤是一种严重的,甚至是致命的损伤,约有 10%～20% 的重型颅脑损伤伴

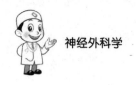

有脑干损伤。脑干包括中脑、脑桥和延髓,位于脑的中轴底部,背侧与大、小脑相连,腹侧为骨性颅底,恰似蜗牛趴在斜坡上。脑干损伤常分为两种:原发性脑干损伤,外界暴力直接作用下造成的脑干损伤;继发性脑干损伤继发于其他严重的脑损伤之后,因脑疝或脑水肿而引起脑干损伤。重症脑干损伤疗效甚差,其死亡率几乎占颅脑损伤死亡率的三分之一,若延髓平面受创,则救治希望甚微。

3.4.4.1 病因

单纯的脑干损伤并不多见。脑干包括中脑、脑桥和延髓,当外力作用在头部时,不论是直接还是间接暴力都将引起脑组织的冲撞和移动,可能造成脑干损伤。

3.4.4.2 临床表现

(1)意识障碍

原发性脑干损伤的患者,伤后常立即发生昏迷,轻者对痛刺激可有反应,重者昏迷程度深,一切反射消失。如有昏迷持续时间较长,很少出现中间清醒或中间好转期,应想到合并颅内血肿或其他原因导致的继发性脑干损伤。

(2)瞳孔和眼运动

改变眼球活动和瞳孔调节功能由动眼、滑车及外展等脑神经管理,它们的神经核均位于脑干,脑干损伤时可有相应变化,临床上有定位意义。中脑损伤时,初期两侧瞳孔不等大,伤侧瞳孔散大,对光反应消失,眼球向下外倾斜;两侧损伤时,两侧瞳孔散大,眼球固定。脑桥损伤时,可出现两瞳孔极度缩小,光反射消失,两侧眼球内斜,同向偏斜或两侧眼球分离等征象。

(3)去皮质强直

是中脑损伤的重要表现之一。因为中脑前庭核水平存在促进伸肌收缩的中枢,而中脑红核及其周围网状结构是抑制伸肌收缩的中枢所在。两者之间切断时,便出现去皮质强直。表现为伸肌张力增高,两上肢过伸并内旋,下肢亦过度伸直,头部后仰呈角弓反张状。损伤较轻者可为阵发性,重者则持续发作。

(4)锥体束征

是脑干损伤的重要体征之一。包括肢体瘫痪、肌张力增高,腱反射亢进和病理反射出现等。在脑干损伤早期,由于多种因素的影响,锥体束征的出现常不恒定。但基底部损伤时,体征常较恒定。如脑干一侧性损伤则表现为交叉性瘫痪,包括肢体瘫痪、肌张力增高、腱反射亢进及病理反射阳性。严重损伤处于急性休克期时,全部反射可消失,病情稳定后才可出现。

（5）生命体征变化

①呼吸功能紊乱脑干损伤常在伤后立即出现呼吸功能紊乱。当中脑下端和脑桥上端的呼吸调节中枢受损时，出现呼吸节律的紊乱，如陈施呼吸；当脑桥中下部的长吸中枢受损时，可出现抽泣样呼吸；当延髓的吸气和呼气中枢受损时，则发生呼吸停止。在脑干继发性损害的初期，如小脑幕切迹疝的形成时，先出现呼吸节律紊乱，陈～施呼吸，在脑疝的晚期颅内压继续升高，小脑扁桃体疝出现，压迫延髓，呼吸即先停止。

②心血管功能紊乱当延髓损伤严重时，表现为呼吸心跳迅速停止，患者死亡。较高位的脑干损伤时出现的呼吸循环紊乱常先有一兴奋期，此时脉搏缓慢有力，血压升高，呼吸深快或呈喘息样呼吸，以后转入衰竭，脉搏频速，血压下降，呼吸呈潮式，终于心跳呼吸停止。一般呼吸停止在先，在人工呼吸和药物维持血压的条件下，心跳仍可维持数天或数月，最后往往因心力衰竭而死亡。

③体温变化脑干损伤后有时可出现高热，这多由于交感神经功能受损，出汗功能障碍，影响体热发散所致。当脑干功能衰竭时，体温则可降至正常以下。

（6）内脏症状

①上消化道出血为脑干损伤应激引起的急性胃黏膜病变所致。

②顽固性呃逆。

③神经源性肺水肿是由于交感神经兴奋，引起体循环及肺循环阻力增加所致。

3.4.4.3　检查

（1）实验室检查

腰椎穿刺，脑脊液压力正常或轻度增高，多呈血性。

（2）其他辅助检查

①颅骨 X 线平片颅骨骨折发生率高，亦可根据骨折的部位，结合受伤机制推测脑干损伤的情况。

②颅脑 CT、MRI 扫描原发性脑干损伤表现为脑干肿大，有点片状密度增高区，脚间池、桥池、四叠体池及第四脑室受压或闭塞。继发性脑疝的脑干损伤除显示继发性病变的征象外，还可见脑干受压扭曲向对侧移位，MRI 可显示脑干内小出血灶与挫裂伤，由于不受骨性伪影影响，显示较 CT 清楚。

③颅内压监测有助于鉴别原发性或继发性脑干损伤，继发者可有颅内压明显升高，原发者升高不明显。

④脑干听觉诱发电位（BAEP）为脑干听觉通路上的电生理活动，经大脑皮质传导至头皮的远场电位。它所反映的电生理活动一般不受其他外在病变的干扰，可以较准

确地反映脑干损伤的平面及程度。

3.4.4.4 诊断

原发性脑干损伤与其他的颅脑损伤往往同时存在临床症状重叠,鉴别诊断较为困难。对于伤后立即昏迷并进行性加重、瞳孔大小多变、早期发生呼吸循环功能衰竭、出现去皮质强直及双侧病理征阳性的患者,原发性脑干损伤的诊断基本成立。

3.4.4.5 鉴别诊断

原发性脑干损伤与继发性脑干损伤的区别在于症状、体征出现的早晚。继发性脑干损伤的症状、体征皆在伤后逐渐产生。颅内压持续监护亦可鉴别:原发性颅内压不高,而继发性则明显升高。同时,CT 和 MRI 也是鉴别诊断的有效手段。

在显示脑实质内小出血灶或挫裂伤方面,尤其是对胼胝体和脑干的细微损害,MRI 明显优于 CT。脑干听觉诱发电位可以较准确地反映脑干损伤的平面及程度。通常在听觉通路病灶以下的各波正常,病灶水平及其上的各波则显示异常或消失,颅内压监护连续测压亦有鉴别原发性或继发性脑干损伤的作用,虽然二者临床表现相同,但原发者颅内压正常,而继发者明显升高。

3.4.4.6 治疗

昏迷时程较长的重度原发脑干伤,要尽早行气管切开、呼吸机辅助呼吸及亚低温治疗。对于轻度脑干损伤的患者,可按脑挫裂伤治疗,部分患者可获得良好疗效,而对于重者,其死亡率很高,所以救治工作应仔细认真,要有长期的打算,且护理工作显得尤为重要,同时,密切注意防治各种并发症。

保护中枢神经系统,酌情采用冬眠疗法,降低脑代谢;积极抗脑水肿;使用激素及神经营养药物。

全身支持疗法,维持营养,预防和纠正水,电解质紊乱。

积极预防和处理并发症,最常见的是肺部感染、尿路感染和压疮。加强护理,严密观察,早期发现,及时治疗,对于意识障碍严重、呼吸功能紊乱的患者,早期实施气管切开至为必要,但气管切开后应加强护理,减少感染机会

对于继发性脑干损伤应尽早明确诊断,及时去除病因。若拖延过久,则疗效不佳。

恢复期应着重于脑干功能的改善,可用苏醒药物,高压氧舱治疗,增强机体抵抗力和防治并发症。

3.5 外伤性颅内血肿

外伤性颅内血肿形成后,随血肿体积不断增大,使临床症状进行性加重,而引起颅

内压增高,导致脑疝形成,危及生命。是临床上常见的继发性脑损伤的主要类型,早期及时血肿清除,可在很大程度上改善预后。

3.5.1 血肿分类

临床上根据血肿的来源与部位,将血肿分为:

硬脑膜外血肿,硬脑膜下血肿,脑内血肿,多发性血肿。

根据血肿症状出现的时间分类为:

急性血肿伤后72小时以内出现症状者,亚急性血肿伤后3日~3周内出现症状者,慢性血肿伤后3周以上出现症状者。

3.5.2 硬脑膜外血肿

硬脑膜外血肿是指出血积聚于硬脑膜外腔与颅骨之间。出血来源与颅骨损伤关系密切,当颅骨骨折或颅骨在外力作用下瞬间变形,撕破位于骨沟内的硬脑膜动脉或静脉窦所引起的出血或骨折端的板障出血。在血肿形成过程中,除原出血点外,由于血肿的体积效应不断使硬脑膜与颅骨分离,又可撕破另外一些小血管,使血肿不断增大,最终出现颅内压增高和脑受压的症状。

3.5.2.1 临床表现

头部外伤史由于硬脑膜外血肿出血来源的特点,一般病史在伤后数小时至1~2日内。

意识障碍意识改变受原发性脑损伤及其后的血肿形成的继发脑损伤的影响,常见有如下几种类型:

①原发性脑损伤较轻,如脑震荡,有一过性意识障碍。而血肿形成得不是很快,因此在脑疝形成前有一段数小时的中间清醒期,形成受伤后立即昏迷—清醒—再昏迷过程。

②原发性脑损伤较重,加之血肿形成较为迅速,此时无中间清醒期,仅表现为意识障碍进行性加重。

③原发性脑损伤甚轻或原发性脑损伤很局限,不存在原发昏迷,只当血肿增大脑疝形成后出现昏迷。

头皮血肿或挫伤往往在血肿形成部位有受力点所造成的头皮损伤。

瞳孔变化在血肿形成后的早期,患侧瞳孔一过性缩小,即之扩大,对光反应迟钝或消失;同侧眼睑下垂。晚期对侧瞳孔亦散大。

锥体束征早期血肿对侧肢体力弱,逐渐进行性加重。晚期出现双侧肢体的去大脑

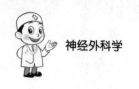

强直。

生命体征表现为进行性血压升高、脉搏缓慢以及体温升高。

其他昏迷前有头痛、烦躁不安;呕吐、遗尿和癫痫等。

3.5.2.2 辅助检查

头颅X线平片约90%病例伴有颅骨骨折。

头颅CT扫描该项检查可明确是否有血肿形成,血肿定位,计算出血量,中线结构有无移位及有无脑挫伤等情况,骨窗像对骨折的认识更加明了。典型表现为颅骨内板与脑表面有一双凸镜形密度增高影。

3.5.2.3 治疗

(1)非手术治疗

仅用于病情稳定的小血肿,适应证如下:

①病人意识无进行性恶化。

②无神经系统阳性体征或原有神经系统阳性体征无进行性加重。

③无颅内压增高症状和体征。

④除颞区外,大脑凸面血肿量<30ml,颅后窝血肿<10ml,无明显占位效应(中线结构移位<5mm)、环池和侧裂池>4mm。治疗方法基本同脑挫裂伤。但特别需要严密动态观察病人意识、瞳孔和生命体征变化,必要时行头颅CT复查。若发现病情变化或血肿增大,应立即行手术治疗。

(2)手术治疗的适应证

①有明显颅内压增高症状和体征的颅内血肿。

②CT扫描提示明显脑受压的颅内血肿。

③幕上血肿量>30ml、颞区血肿量>20ml、幕下血肿量>10ml。

④病人意识障碍进行性加重或出现昏迷。

3.5.3 硬脑膜下血肿

硬脑膜下血肿是指颅内出血血液积聚于硬脑膜下腔。硬脑膜下血肿是颅内血肿中发生率最高者,同时可为多发或与其他类型血肿伴发。

3.5.3.1 急性硬脑膜下血肿

急性硬脑膜下血肿是指伤后3日内出现血肿症状者。多数伴有较重的对冲性脑挫裂伤和皮质的小动脉出血,伤后病情变化急剧。

（1）临床表现

①临床症状较重，并迅速恶化，尤其是特急性血肿，伤后仅 1~2 小时即可出现双侧瞳孔散大、病理性呼吸的濒死状态。

②意识障碍。意识障碍的变化中有中间清醒或好转期者少见，多数为原发性昏迷与继发性昏迷相重叠，或昏迷的程度逐渐加深。

③颅内压增高的症状出现较早，其间呕吐和躁动比较多见，生命体征变化明显。

④脑疝症状出现较快，尤其是特急性硬脑膜下血肿一侧瞳孔散大后不久，对侧瞳孔亦散大，并出现去脑强直，病理性呼吸等症状。

⑤局灶症状较多见，偏瘫、失语可来自脑挫伤或/和血肿压迫。

（2）辅助检查

①实验室检查同脑挫裂伤，②神经影像学检查。

头颅 X 线平片半数病例伴有颅骨骨折。头颅 CT 扫描在脑表面呈新月形或半月形高密度区，有助于诊断。

（3）治疗

治疗原则同硬脑膜外血肿。

3.5.3.2　慢性硬脑膜下血肿

慢性硬脑膜下血肿为伤后 3 周以上出现血肿症状者，好发于老年病人。血肿大多广泛覆盖大脑半球的额、顶和颞叶。血肿有一黄褐色或灰色结缔组织包膜，血肿内容早期为黑褐色半固体的黏稠液体，晚期为黄色或清亮液体。

（1）临床表现

①病史多不明确，可有轻微外伤史，或已无法回忆。

②慢性颅内压增高症状常于受伤 2~3 个月后逐渐出现头痛、恶心、呕吐、复视、视物模糊、一侧肢体无力和肢体抽搐等。

③精神智力症状表现为记忆力减退、理解力差、智力迟钝、精神失常，有时误诊为神经官能症或精神症。

④局灶性症状由于血肿压迫所导致轻偏瘫、失语、同向性偏盲、视盘水肿等。

（2）辅助检查

①实验室检查：血常规检查了解机体状态。凝血象及血小板检查了解凝血因素是否正常

②神经影像检查：头颅 X 平片可显示脑回压迹，蝶鞍扩大和骨质吸收。头颅 CT 扫描颅骨内板下可见一新月形、半月形混杂密度或等密度阴影，中线移位，脑室受压。

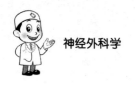

头颅 MRI 扫描对本症可确诊。

（3）治疗

①非手术治疗对不适合手术的病人,可采用甘露醇脱水治疗。

②手术治疗:颅骨钻孔闭式引流术。骨瓣开颅血肿摘除术,适用于闭式引流术未能治愈者和血肿内容为大量血凝块。血肿壁厚,引流后脑组织不能膨起者,手术旨在将血肿及血肿壁一并切除。

3.5.4 脑内血肿

脑内血肿多发生在脑挫裂伤最严重的伤灶内,常见的血肿部位有额叶底部、颞极以及凹陷骨折处的深方,有时可与硬脑膜下血肿伴发,老年人好发于脑深部白质内。

3.5.4.1 诊断

（1）临床表现

①头部外伤史受伤机制多为对冲伤。

②意识障碍。意识障碍呈进行性加重,或伤后持续性昏迷,很少有中间清醒期。如血肿破入脑室,意识障碍则更加明显。如系凹陷性骨折所致脑内血肿,则病人可能有中间清醒期。

③颅内压增高症状一般较明显。

④局灶体征与血肿所在部位有密切关系,可见有偏瘫、失语、癫痫等。

（2）辅助检查

①实验室检查同慢性硬脑膜下血肿的检查方法。

②神经影像检查。

头颅 X 线平片除外颅骨骨折,特别是凹陷性颅骨骨折。头颅 CT 扫描在脑挫伤灶附近或脑深部白质内见到圆形或不规则高密度或混杂密度血肿影,即可诊断。

3.5.4.2 治疗

治疗原则同硬脑膜外血肿。

3.5.5 迟发性外伤性颅内血肿

迟发性外伤性颅内血肿(DTIH)是指头部外伤后首次头颅影像学检查未发现血肿,经过一段时间后重复 CT 扫描,或手术发现的血肿;或原出血处逐渐扩大形成的血肿。迟发性血肿可发生在硬脑膜外、硬脑膜下和脑实质内,短者伤后数小时、数日,长者数周甚至数月。降低外伤性迟发性颅内血肿病死率和致残率的关键在于早期诊断和治疗。

3.5.5.1 诊断

（1）临床表现

出现以下情况，可考虑本病的可能。

①严重的临床症状，剧烈头痛、频繁呕吐、烦躁不安及有意识障碍，但是CT所显示的脑损伤却较轻微，少量出血、单纯颅骨骨折、SAH等。

②经正确恰当的治疗后伤者意识状态无好转或一度好转后又恶化。

③观察及治疗过程中出现新的神经系统损害表现，如偏瘫、失语、瞳孔散大等。

④出现局限性癫痫发作。

⑤伤后或术后病人长时间处于低意识水平，或减压窗外膨明显且张力较高。

⑥ICP监测持续升高或一度平稳后突然升高。

（2）辅助检查

①首选CT扫描，早期复查有助于及时发现原来无血肿区的新的血肿。

②复查凝血机制，如有异常，则出现迟发性血肿的概率增加，需更加密切监测病人。

3.5.5.2 治疗

早期发现，及时行血肿清除手术。

小血肿无手术指征，可采用保守治疗，脱水、抗生素、抑酸、营养、神经代谢药物等支持治疗；但必须严密观察病情和CT监测。

积极防治并发症。

对并发脑疝病情严重者，清除血肿的同时可行广泛减压颅骨切除术。

如血肿发生在颅后窝且并发急性脑积水、急性颅内压增高者，应行脑室体外引流术，随即行血肿清除术。

3.6 开放性颅脑损伤

头部受到锐器、火器、偶或钝器的打击，引起头皮、颅骨及颅内结构的联合损伤，并使颅腔与外界直接沟通，称为开放性颅脑伤。包括头皮裂开、开放性颅骨骨折和硬脑膜破损的开放性脑损伤。

3.6.1 主要特点

创口或伤道内有脑组织碎块或脑脊液流出。

颅内有异物存留，包括帽片、头发、皮肤、颅骨碎片、枪弹或弹片，其他致伤的凶器

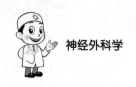

等。这类创伤容易并发颅内感染、颅内血肿、急性脑膨出、颅内压增高、急性脑水肿及较晚发的癫痫等,极易导致伤员的死亡,必须早期作紧急清创手术,关闭颅腔,使开放伤转变为闭合伤。按损伤的方式可分为:

刀戳伤为锐利凶器所造成。其损伤的范围、轻重等取决于凶器的性质及力的大小。多数没有异物存留,也可有致伤物断片或整个致伤物存留,如铁钉、矛头、木片等。

投掷物伤主要为战时的火器伤,包括高速枪弹伤,较低速的弹片伤等。平时的锅炉爆炸、开山的飞石及机器中甩出的飞件等具有与火器伤类同的性质,亦可归入此类。

潜在的开放伤主要为钝器打击所引起的颅脑伤,涉入颅底气窦的骨折,有脑脊液鼻漏或耳漏,颅内积气等。外表虽没有明显的创口,但颅腔与外界相通。

3.6.2 症状体征

3.6.2.1 意识障碍

取决于脑损伤部位和程度。局限性开放伤未伤及脑重要结构或无颅内高压患者,通常无意识障碍;而广泛性脑损伤,脑干或下丘脑伤,合并颅内血肿或脑水肿引起颅内高压者,可出现不同程度的意识障碍。

3.6.2.2 局灶性症状

脑损伤部位不同,可出现偏瘫、失语、癫痫、同向偏盲、感觉障碍等。

3.6.2.3 颅内高压症状

创口小、创道内血肿或(和)合并颅内血肿以及广泛性脑挫裂伤而引起严重颅内压升高者,可出现头痛、呕吐、进行性意识障碍,甚至发生脑疝。

3.6.3 诊断检查

3.6.3.1 问诊

询问受伤时间、致伤物种类、伤口有无脑脊液或脑组织流出、经过何种处理。

3.6.3.2 头部创口检查

应仔细检查创口大小、形状、有无活动性出血、有无碎骨片、脑组织或脑脊液流出。若伤口有脑脊液或脑组织流出,即确诊为开放性颅脑损伤。

3.6.3.3 意识障碍

取决于脑损伤部位和程度。局限性开放伤未伤及脑重要结构或无颅内高压患者,通常无意识障碍;而广泛性脑损伤,脑干或下丘脑伤,合并颅内血肿或脑水肿引起颅内高压者,可出现不同程度的意识障碍。

3.6.3.4 局灶性症状

脑损伤部位不同,可出现偏瘫、失语、癫痫、同向偏盲、感觉障碍等。

3.6.3.5 颅内高压症状

创口小、创道内血肿或(和)合并颅内血肿以及广泛性脑挫裂伤而引起严重颅内压升高者,可出现头痛、呕吐、进行性意识障碍,甚至发生脑疝。

3.6.3.6 颅骨平片

了解颅骨骨折的部位、类型、移位情况、颅内金属异物或嵌入物的位置等。

3.6.3.7 头颅 CT 扫描

对诊断颅内血肿、脑挫裂伤、蛛网膜下腔出血、中线移位、脑室大小形态、颅内异物以及颅骨骨折亦可显示,但不如 X 线平片显示完整。有重要的参考价值。

3.6.3.8 腰穿

对于了解有无颅内感染和颅内压情况有帮助。

3.6.3.9 脑电图

对于诊断外伤性癫痫向有帮助。

3.6.4 治疗方案

3.6.4.1 急救

昏迷患者首先要保持呼吸道通畅。

有瞳孔散大或呼吸功能不全者,应先就地抢救,稳定后尽快转往设有神经外科的医院。

止血抗休克。

创口用无菌敷料包扎,脑膨出时应妥为保护。

创口内留有致伤物,无开颅手术条件时,不应该贸然拔出。

3.6.4.2 清创

原则是早期(不超过伤后 72h,6h 最好),一次(一期缝合)彻底(血肿、异物清除和止血彻底)清创,清创后伤道敞开、脑搏动出现和硬脑膜能行无张力缝合。

头皮创口清创应切除失活组织,修齐创缘,清除所有异物,根据需要作 S 形或弧形切开,扩大创口。

摘除颅骨碎骨片,扩大咬除颅骨,根据颅内手术需要形成骨窗或将大的骨片作为骨瓣保留。

修剪硬脑膜并剪开扩大,显露伤道。

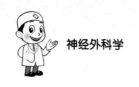

清除脑内异物、碎化脑组织、血块、碎骨片,彻底止血。

彻底清创后,若脑组织塌陷,脑搏动良好,脑压不高,应一期修补缝合硬脑膜。

若脑挫裂伤脑水肿严重,脑搏动差,颅内压高,可不缝合硬脑膜并行扩大骨窗或去骨瓣减压术,但头皮应分层缝合。

若头皮张力过大,可作切口延长,筋膜下游离,两侧减张切开或转移皮瓣封闭头皮创口。

3.6.4.3　非火器性颅脑损伤

及时清创处理,预防感染。应尽早清除挫碎组织、异物、血肿,修复硬脑膜及头皮创口,变有污染的开放性伤道为清洁的闭合性伤道,为脑损伤的修复创造有利条件。

清创手术尽可能在伤后 6~8 小时内行清创,但清创时间多取决于病人伤后来院就诊时间。目前应用抗生素的条件下,早期清创缝合时间最晚可延长至 48 小时。清创完毕后应缝好硬脑膜与头皮。伤道与脑室相通时,应清除脑室内积血,留置脑室引流管。如果脑组织膨胀,术后脑压仍高,可以不缝硬脑膜,并视情况做外减压(颞肌下减压或去骨瓣减压术)。伤后 24 小时内,肌肉注射破伤风抗毒素 1500U。

特殊伤的处理。钢钎、钉、锥等刺入颅内形成较窄的伤道,有时因致伤物为颅骨骨折处所嵌顿,在现场急救时不要贸然将其拔除,特别是伤在静脉窦所在处或鞍区等部位时,仓促拔出致伤物可能引起颅内大出血或附加损伤引起不良后果。接诊后应行头颅正侧位及必要的特殊位置的 X 线平片,了解伤道以及致伤物大小、形状、方向、深度、是否带有钩刺;以及伤及的范围;如果异物近大血管、静脉窦,可进一步行脑血管造影、CT 等查明致伤物与血管等临近结构的关系。根据检查所获取的资料,分析可能出现的情况,研究取出致伤物方法。作好充分准备再行手术。

静脉窦损伤的处理。首先要做好充分输血准备。上矢状窦损伤时,应先在其周边扩大颅骨骨窗,再取出嵌于静脉窦裂口上的骨片,同时立即以棉片压住窦的破口,并小心检查窦损伤情况。小的裂口用止血海绵或辅以生物胶即可止住,大的破裂口则需用肌筋膜片覆盖于裂口处,缝合固定,亦可取人工硬脑膜修补静脉窦裂口,以达到妥善止血。

3.6.4.4　火器性颅脑损伤

颅脑火器伤的处理包括及时合理的现场急救,快速安全的转送,在有专科医师和设备的医院进行早期彻底清创和综合治疗。其中颅脑穿透伤情较重,分为三种类型:非贯通伤:仅有射入口,致伤物停留在伤道末端,无射出口。贯通伤:投射物贯通颅腔,有入口和出口,形成贯通伤道,多为高速枪伤所致,脑损伤广泛而严重,是火器性颅脑损伤最严重者。切线伤:投射物与头部呈切线方向擦过,飞离颅外,射入口和射出口相近,头皮、颅骨、硬脑膜和脑组织浅层皮层呈沟槽状损伤,所以又称沟槽伤。

现场急救与转送。

早期清创处理,清创的目的是把创道内污染物如毛发、泥沙、碎骨片、弹片异物、坏死碎化的脑组织,血块等清除,经清创后使创道清洁、无异物、无出血、无坏死脑组织,然后进行修补硬脑膜,缝合头皮,由开放伤变为闭合伤。清创要求早期和彻底,同时尽可能不损害健康的脑组织,保护脑功能。伤后 24 小时内,过敏试验阴性者,应肌肉注射破伤风抗毒素 1500U。

术后处理应定时观察意识、瞳孔、生命体征的变化和神经系统体征。观察有无继发性出血、脑脊液漏,必要时行 CT 动态观察。加强抗感染,抗脑水肿,抗休克治疗,术后常规抗癫痫治疗,加强全身支持治疗;昏迷病人保持呼吸道通畅,吸氧并加强全身护理,预防肺炎、褥疮和泌尿系感染。

3.6.5 用药安全

3.6.5.1 开放性颅脑损伤

原则上均应作清创缝合手术,将开放伤转变为闭合伤,然后按闭合伤处理原则进行治疗。关于伤员的急救及一般处理与闭合伤的处理没有不同。只是此类伤员应尽早给予抗生素治疗及预防破伤风的治疗。

3.6.5.2 颅脑清创

颅脑火器伤不论是穿透伤或非穿透伤,原则上均应早期彻底清创。其目的是将污染的开放伤口经清创后变成清洁的闭合伤,从而减少脑脊液漏、脑膨出与颅内感染的机会,并减少脑疤痕形成与日后发生癫痫的机会。

3.6.5.3 特殊类型伤的处理

(1)静脉窦损伤

以上矢状窦损伤最多,横窦,窦汇次之,可分部分撕裂和完全断裂两种。术前充分准备,备血至少 2000～3000ml。手术时,应在骨折周边钻孔,将其四周咬除一圈骨质,在窦两侧作牵引线,并准备好肌肉或筋膜片,然后将刺入窦内的骨片或金属异物摘除,在吸引下看清伤情,小破口可行缝合,难以缝合者可用肌肉或筋膜片覆盖压迫 5～10 分钟,如不再出血可将其缝合固定于硬脑膜。上矢状窦前 1/3 断裂,不易修补时可以结扎,中或后 1/3 段断裂,尽可能修复,可用人造血管或自体大隐静脉吻合,处理确有困难,且有出血致死危险时,不得已才结扎。横窦最好避免结扎。

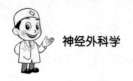
（2）颅面伤

其主要并发症是脑脊液漏和颅内感染。颅底入口处颅内血肿发生率高。各气窦中以额窦损伤机会多。乳突窦、筛窦、蝶窦及上颌窦也可受累。如颅内有骨片,需经头盖部开颅,探查颅底入口处,清除颅内血肿,骨片及失活的脑组织。取出窦内骨片,刮尽窦壁黏膜,用肌片填塞窦腔,缝合硬脑膜。蝶窦伤时多经鼻入路刮除窦壁黏膜,以肌片填塞。面部伤道亦同时清创。

（3）脑室伤

常有大量脑脊液从创口流出,脑室内有出血,深昏迷,持续高热,颈强直,伤情多较重。清创时应清除脑室内血块,摘除移动的金属异物,反复以生理盐水冲洗,术后脑室持续引流,一般3天左右拔管。

3.6.5.4　急救和后送

保持呼吸道通畅,防止窒息,病人应侧俯卧。

迅速包扎头部和其他部位伤口,减少出血,有脑膨出时,用敷料绕其周围,保持脑组织以免污染和增加损伤。

防止休克:对休克伤员,应查明原因及时急救处理。

紧急处理危及生命的颅内血肿。

应用抗生素,并常规注射破伤风抗毒素。

4　其他神经外科疾病

4.1　颅内感染性疾病

4.1.1　颅内非常异性感染

颅内非特异性感染感染疾病主要由细菌、病毒、霉菌和寄生虫引起。在颅内感染性疾病的诊断中,影像学检查特别是 CT 和 MRI 常起重要作用。虽然大部分颅内感染性疾病的影像学表现不具有特异性,但是根据影像学所见,再结合病史、临床症状和体征及实验室检查,可做出准确的诊断。如果影像学检查结合临床资料还不能明确疾病的性质,可以进一步行 CT 或 MRI 引导下的颅脑立体定向穿刺活检术确定诊断。

4.1.1.1　护理评估

了解病史及相关的健康史、感染部位及病情,是否需要隔离,是否有糖尿病等。

对特殊部位的感染要警惕可能带来的危险性,如窒息、颅内感染、指骨坏死及骨髓炎等。

对重症患者要观察全身中毒情况,注意生命体征的变化,警惕感染性休克的发生。

实验室检查,当出现异常变化要警惕患者可能要出现的问题,如白细胞计数特别高或不升反降等。

患者心理状况,一般轻症易忽视,重症易恐惧与焦虑。

4.1.1.2　护理诊断

①疼痛。

②发热。

③生活自理困难。

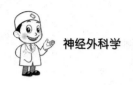

④潜在的并发症及危险。

⑤营养失调。

⑥知识缺乏。

4.1.1.3 预期目标

①疼痛减轻。

②生活的照料。

③潜在并发症及危险消除。

④营养恢复。

⑤掌握知识。

4.1.1.4 护理措施

(1)全身疗法的护理

①严格掌握抗生素使用原则,轻症可不应用,重症特别是败血症则应早期、足量、广谱、联合、有效的抗生素静脉输入。注意用前做试验和用后的药物反应。

②支持疗法,注意水、电解质平衡,加强营养,严重感染可少量多次输入新鲜血液。

③密切观察病情变化,对重症患者定时测 T、BP、P、R,以及神志、瞳孔、肢体活动等。

④对症处理,对高热患者给予降温,疼痛较重者给用止痛剂,以及抗休克治疗。

⑤需要隔离的严格执行。

(2)局部疗法的护理

①患部休息、制动、抬高患处等。

②局部外敷药物,早期可先用鱼石脂软膏和中药。

③局部热敷,理疗。

④手术前后护理,术前用药及局部处理,术后观察和保持引流通畅,局部清洁及时换药等。

(3)健康教育

①保持皮肤清洁,养成良好的卫生习惯。

②防止皮肤损伤,伤后要及时正确处理。

③处理原发病灶。

④尽早治疗相关的全身疾病。

4.1.2 脑寄生虫感染

脑寄生虫感染,生物病原体如蠕虫及原虫的成虫、幼虫或虫卵感染人的脑部,引起脑损害或炎症性反应,统称为脑寄生虫病。常见的有脑囊虫病、脑型血吸虫病、脑型肺吸虫病、脑型包虫病及脑型疟疾等,各种脑寄生虫病除可引起多种神经系统损害外,还可产生程度不同的头痛,这就是脑寄生虫病引起的头痛。

由寄生虫虫体、虫卵或幼虫侵入脑内引起过敏炎症、肉芽肿形成或脑血管阻塞的脑病。脑寄生虫病容易产生颅内多发病变,极易误诊为颅内多发血肿及转移瘤。对于颅内多发病变者,在诊断每天时要考虑脑寄生虫病,脑寄生虫病可发生于任何年龄,有脑囊虫包虫以及肺吸虫病。

多为外来感染,它可侵犯人体多个部位,综合临床症状主要多种取决于虫体的寄生位置、范围、数量,周围组织反应的改变血液循环及脑脊液循环障碍的程度。有的表现象颅内占位性病变有的酷似多发性硬化脑炎给诊断移植带来一定困难。头颅 X 线可以确定病变部位大小数量并能显示脑积水或脑萎缩及形态改变对于不典型患者应结合卫生免疫导师学试验给予诊断尤其性因此治疗。

脑寄生虫病常见的有:脑囊虫病系猪囊尾蚴寄生于脑内引起的一种疾病,在中国国家以东北华北沈阳地区,多见西北博导地区及云南省次之长江以南少见经由权威多种途径进入胃的绦虫卵,在十二指肠中孵化成囊尾蚴钻入肠壁经肠膜静脉进入体循环和脉络膜而进入脑实质蛛网膜下腔和脑室系统医师引起各种危害,脑包虫病系由狗绦虫幼虫寄生于脑内或(和)颅骨硬膜之间发育成包虫囊肿的一种疾病。尤其脑弓形体病是由刚地弓形体原虫引起的一种脑部寄生虫病,最后中国弓形体血清现任抗体阳性率为脑弓形体病是弓形体病致死的病人主要原因。脑旋毛虫病由旋毛虫幼虫侵入脑内的一种较少见的脑寄生虫病。

4.1.2.1　症状

脑寄生虫病容易产生颅内多发病变,极易误诊为颅内多发血肿及转移瘤。对于颅内多发病变者在诊断时要考虑脑寄生虫病。脑寄生虫病可发生于任何年龄,有脑囊虫,包虫以及肺吸虫病,多为外来感染,它可侵犯人体多个部位,由于感染部位,虫体及个体免疫差异,其症状多样,临床上以癫痫型最多见,癫痫发作结合典型的片诊断不难,但由于病变的复杂性,往往造成误诊。对于不典型患者应结合免疫学试验,给予诊断性治疗。原为寄生虫病病人,病程中出现脑病症状。有:

脑血管吸虫病,虫卵随血行入脑而起。

脑囊虫病,猪绦虫幼虫囊尾蚴寄生于脑引起。

颅内包虫病犬绦虫幼虫蚴寄生于颅内所致。

脑肺吸虫病,成虫侵入脑内并在脑内移行引起。

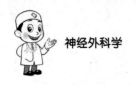

脑型疟疾,疟原虫阻塞脑内毛细血管引起。

4.1.2.2 临床表现

可为急性脑膜脑炎,或为局限性癫痫发作或伴有定位体征的颅内高压症,亦可为智能衰退或精神障碍。中华人民共和国成立前本病呈地区流行,现已少见。诊断依据疫区感染史及脑外该寄生虫病病史、血和脑脊液酸性细胞增多,抗原皮内试验和血清补体结合试验阳性,脑血管造影或颅脑 CT 可发现病灶。按各该寄生虫病治疗,必要时外科手术。脑寄生虫病在中枢神经系统疾病中比较少见,是周身性寄生虫病的一部分。它侵犯中枢神经系统后,引起诸多临床症状,三叉神经痛是其中之一。

癫痫发作:发生率可高达80%。

脑膜刺激症状:由于囊虫自溃,囊液的化学性刺激所引起。

颅内压增高:轻重不同,与脑内的囊虫数量有密切关系。病人表现为头痛、恶心、呕吐、视物模糊等。

脑局限病灶症状:如轻偏瘫、偏盲、小脑损害等。第二及五至十一对脑神经受累,可出现三叉神经痛等症状。

精神症状:如定时和定向力丧失、精神错乱等。

4.1.2.3 检查

(1)实验室检查

①皮下结节:全身皮下,特别是四肢皮下可摸到黄豆粒大小的结节。

②大便检查:常发现成虫脱落节片或绦虫卵。

③血液检查:血清猪囊虫补体结合试验80%为阳性。

④脑脊液检查:淋巴细胞增多。

(2)影像学检查

①X 线检查:小腿软组织 X 线摄片,多能发现囊虫结节钙化影。

②CT 或 MRI 检查:特别是 MRI 检查,能显示颅内单个或多个囊虫影。

4.1.2.4 治疗

(1)脑病

由寄生虫虫体、虫卵或幼虫侵入脑内引起过敏炎症、肉芽肿形成或脑血管阻塞的脑病。原为寄生虫病病人,病程中出现脑病症状。有:

①脑血管吸虫病,虫卵随血行入脑而起。

②脑囊虫病,猪绦虫幼虫囊尾蚴寄生于脑引起。

③颅内包虫病犬绦虫幼虫蚴寄生于颅内所致。

④脑肺吸虫病,成虫侵入脑内并在脑内移行引起。

⑤脑型疟疾,疟原虫阻塞脑内毛细血管引起。临床表现:可为急性脑膜脑炎,或为局限性癫痫发作或伴有定位体征的颅内高压症,亦可为智能衰退或精神障碍。中华人民共和国成立前本病呈地区流行,现已少见。诊断依据疫区感染史及脑外该寄生虫病病史、血和脑脊液酸性细胞增多,抗原皮内试验和血清补体结合试验阳性,脑血管造影或颅脑 CT 可发现病灶。按各该寄生虫病治疗,必要时外科手术。

(2)脑囊尾蚴病(脑囊虫病)

①一般治疗:肠道有绦虫的患者应给予驱虫治疗,防止自身感染。

②手术治疗:弥散性病变,有严重颅内压增高和视力减退者,应行一侧或双侧颞肌下减压术。皮质部囊虫引起癫痫局限性发作、脑室内囊虫出现阻塞症状者,应手术摘除囊虫。脑底葡萄状虫体造成交通性脑积水者,可手术摘除虫体。

(3)脑棘球蚴病(脑包虫病):手术摘除囊肿

(4)脑型血吸虫病

①药物治疗。

②肉芽肿型经内科治疗不愈者可手术切除。术后继续药物治疗。

(5)脑型肺吸虫病

①药物治疗。

②颅内有占位病变,应手术治疗。术后继续药物治疗。

4.2 脊柱和脊髓损伤

脊柱和脊髓损伤常发生于工矿、交通事故,战时和自然灾害时可成批发生。伤情严重复杂,多发伤、复合伤较多,并发症多,合并脊髓伤时预后差,甚至造成终生残疾或危及生命。

4.2.1 脊柱骨折分类

4.2.1.1 根据损伤机制

(1)颈椎骨折分类

按照受伤时颈椎所处位置(前屈、直立和后伸)分为以下四种类型。

①屈曲型损伤:指颈椎在屈曲位时受暴力所致,前柱压缩,后柱牵张损伤。常见压缩型骨折,骨折脱位两种。

②垂直压缩型损伤:颈椎处于直立位时受垂直应力打击所致,无过屈或过伸力量。

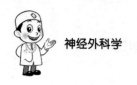
分为 Jefferson 骨折(第一颈椎双侧性前、后弓骨折),爆裂型骨折(为下颈椎椎体粉碎性骨折,一般多见于 C5、C6 椎体)。

③过伸损伤:无骨折脱位的过伸损伤跌倒时额面部着地,颈部过伸所致;也常发生于高速驾驶汽车时,因急刹车或撞车,由于惯性作用,头部撞于挡风玻璃或前方座椅的靠背上,迫使头部过度仰伸(挥鞭损伤)。损伤的结果:使颈椎向后移动,并有脊柱后凸,使脊髓夹于皱缩的黄韧带和椎板之间而造成脊髓中央管周围损伤,严重者可为脊髓完全损伤。

枢椎椎弓骨折此型损伤的暴力来自颏部,使颈椎过度仰伸,在枢椎的后半部形成强大的剪切力量,使枢椎的椎弓不堪忍受而发生垂直状骨折。以往多见于被缢死者,故又名缢死者骨折(Hangman 骨折)。

④齿状突骨折:机制还不明确。暴力可能来自水平方向,从前至后,经颅骨而至齿状突。可能还有好几种复合暴力。一般分为三型(Anderson – D'Alonzo 分型):Ⅰ型是齿状突尖端撕脱骨折,Ⅱ型是齿状突基部、枢椎体上方横行骨折,Ⅲ型,枢椎体上部骨折,累及枢椎的上关节突,一侧或双侧。

(2)胸腰椎骨折分类

①Denis 分类:压缩型骨折:椎体前方受压缩楔形变。爆裂型骨折:椎体呈粉碎骨折,骨折块向四周移位,向后移位可压缩脊髓、神经。屈曲牵张型(安全带损伤,Chance 骨折):经椎体、椎弓及棘突的横向骨折,也可是前后纵韧带 – 椎间盘 – 后柱韧带部分的损伤。骨折脱位型:椎体向前或向后的移位,可伴有关节突关节脱位或骨折。

②AO 分型:基于两柱理论提出。由 A 到 C,损伤逐渐加重。A 型:轴向不稳定,屈曲压缩(A1:压缩骨折,A2:劈裂骨折,A3:爆裂型骨折)。B 型:矢状位不稳定,屈曲牵张或后伸牵张性损伤(B1:屈曲牵张造成后方韧带结构断裂,向前经过关节突关节囊造成椎间盘的损伤;B2:屈曲牵张造成后方韧带结构断裂,向前经过椎弓和椎体等骨性结构;B3:过伸牵张造成损伤经过前柱椎间盘,并发生完全断裂,伴或不伴后方韧带结构的损伤)。C 型:三方不稳定,横向全错开,旋转暴力引起(C1:A 型损伤伴有旋转;C2:B 型损伤伴有旋转;C3:剪切损伤伴旋转)。

4.2.1.2　根据骨折后的稳定性

可分为稳定型和不稳定型。例如,基于经典的脊柱三柱理论,Denis 依据胸腰椎骨折稳定性将其分为稳定性骨折(轻度和中度的压缩骨折,后柱完整)和不稳定骨折(三柱均损伤,如爆裂骨折、韧带损伤及脊椎骨折脱位)。

4.2.1.3　按部位分类

可分为颈椎、胸椎、腰椎骨折或脱位。按椎骨解剖部位又可分为椎体、椎弓、椎板、横突、棘突、关节突骨折等。

4.2.2　脊柱脊髓损伤评分系统

4.2.2.1　胸腰段脊柱脊髓损伤程度的评分系统

(1)胸腰椎损伤的 TLISS 评分系统

该系统包括损伤机制,后方韧带复合体,神经功能三个方面评定。根据不同情况予以不同的分值,最后将 3 部分的分值相加,总分作为选择治疗的依据。

骨折形态:压缩形 1 分;爆裂型 2 分;剪力及旋转 3 分;牵张型 4 分。

神经损伤情况:无损伤 0 分;神经根损伤 2 分;脊髓或圆锥损伤:完全损伤 2 分;不完全性损伤 3 分;马尾神经损伤 3 分。

后方韧带复合体:无损伤 0 分;不确定 2 分;确定断裂 3 分。(MRIT2 加权和 T2 抑脂序列影像显示的 PLC 结构相应部位高信号或连续性中断提示断裂)。

如果总评分≤3,建议保守治疗;若总评分≥5,建议手术治疗;若总评分 =4,可结合患者具体情况采取保守或手术治疗。总分小于 4 分非手术治疗,大于 4 分选择手术治疗,4 分者两者均可。

(2)载荷分享分类(LSC)

根据影像学资料从椎体粉碎程度、骨折片移位程度及后凸畸形矫正程度三个方面进行评分,每项按严重程度行 3 分制评分,三项得分之和为 LSC 总评分,评分越高骨折越不稳定。该分类首次量化了损伤的严重程度,但也仅考虑了椎体骨折的情况,忽视了软组织及神经损伤对脊柱稳定性的作用。

4.2.2.2　颈椎损伤程度评分系统(CSSSS)

这个系统将颈椎分为前柱(椎体、椎间盘、前后纵韧带)、后柱(棘突、椎板、项韧带、黄韧带)和两个侧柱(侧块,关节突关节及关节囊)。在 CT 三维重建上,每柱都根据骨折移位和韧带断裂情况评分,0 至 5 损伤程度逐渐加重,1 分代表无移位骨折,5 分代表骨折移位大于 5mm 或韧带完全断裂。总分 20 分。涉及多节段损伤时以最严重的节段计算。因没有引入颈椎 MRI 数据,也未考虑神经功能状态,故存在一定的不足。

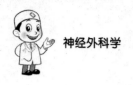

4.2.3 脊髓损伤的分级

4.2.3.1 Frankel 法

1969 年由 Frankel 提出。其将损伤平面以下感觉和运动存留情况分为五个级别：

①损伤平面以下深浅感觉完全消失,肌肉运动功能完全消失。

②损伤平面以下运动功能完全消失,仅存某些包括骶区感觉。

③损伤平面以下仅有某些肌肉运动功能,无有用功能存在。

④损伤平面以下肌肉功能不完全,可扶拐行走。

⑤深浅感觉、肌肉运动及大小便功能良好,可有病理反射。

Frankel 法对脊髓损伤的程度进行了粗略的分级,对脊髓损伤的评定有较大的实用价值,但对脊髓圆锥和马尾损伤的评定有一定的缺陷,缺乏反射和括约肌功能判断,尤其是对膀胱、直肠括约肌功能状况表达不够清楚。

4.2.3.2 ASIA 脊髓损伤分级

(1)根据 Frankel 分级修订的分级

目前被公认和被广泛采用的为 1992 年美国脊髓损伤学会(ASIA)根据 Frankel 分级修订的分级。

①完全性损伤:在脊髓损伤平面以下,包括骶段(S4～S5)无任何感觉或运动功能保留。

②不完全性损伤:在损伤神经平面以下包括骶段(S4～S5)存在感觉功能,但无运动功能。

③不完全性损伤:在损伤神经平面以下存在运动功能,且平面以下一半以上的关键肌肌力在 3 级以下。

④不完全性损伤:损伤平面以下存在运动功能,且平面以下至少一半的关键肌肌力等于或大于 3 级。

⑤正常:感觉和运动功能正常。

(2)ASIA 分级与 Frankel 分级的比较

有以下几点差别:

①ASIAA 的定义是骶 4 至骶 5 段运动和感觉功能缺失。

②ASIAB 需要保留骶 4 至骶 5 的感觉功能。

③ASIAC 有一个量化标准:损伤平面以下半数肌肉运动评分为 3/5 或以下。

由于 3 分表示抗重力,这意味着有一半的肌肉肌力不超过自己重量。

4.2.3.3 国际脊髓损伤神经分类标准

国际脊髓损伤评分标准是参照美国国立急性脊髓损伤研究会(NASCIS)评分标准制订出的一种用积分的方式来表达脊髓损伤严重程度的方法。其将脊髓损伤程度进行量化,便于进行统计学处理比较和学术间相互交流。故国际脊髓损伤神经分类标准被认为是迄今最为先进的脊髓损伤评分方法。

国际脊髓损伤神经分类标准的神经检查包括感觉检查、运动检查及肛门指检,测试肛门外括约肌。感觉检查主要是检查身体两侧各自的 28 个皮区的关键点,在每个关键点上检查 2 种感觉,即针刺觉和轻触觉,并按 3 个等级分别评定打分(0 为缺失;1 为障碍;2 为正常。不能区别钝性和锐性刺激的感觉评为 0)。检查结果每个皮区感觉有四种状况即:右侧针刺觉、右侧轻触觉,左侧针刺觉、左侧轻触觉。把身体每侧的皮区评分相加即产生两个总的感觉评分(针刺觉评分和轻触觉评分)用感觉评分来表示感觉功能的变化。运动检查主要检查身体两侧各自 10 对肌节的关键肌。检查顺序为从上到下,各肌肉的肌力均使用 0~5 临床分级法。选择进行检查的这些肌肉与相应节段的神经支配相一致,并且便于临床做仰卧检查(脊髓损伤时其他体位常禁忌)。按检查结果将两侧肌节的评分集中得到总的运动评分,用这一评分来表示运动功能的变化。

4.2.4 临床表现

4.2.4.1 脊柱骨折

有严重外伤史,如高空坠落、重物撞击头颈或腰背部、塌方事故、交通事故等。患者感受局部疼痛,站立及翻身困难,颈椎骨折可有颈部活动障碍,腰椎骨折可有腰背部肌肉痉挛。骨折局部可扪及局限性后突畸形。腹膜后血肿刺激腹腔神经节,使肠蠕动减慢,常出现腹胀、腹痛,甚至肠麻痹症状,有时需与腹腔脏器损伤相鉴别。如有瘫痪,则表现为四肢或双下肢感觉、运动障碍。并发症:应该注意是否合并有颅脑、胸、腹和盆腔脏器的损伤。

4.2.4.2 合并脊髓和神经根损伤

脊髓损伤后,在损伤平面以下的运动、感觉、反射及括约肌和自主神经功能受到损害。

(1)感觉障碍

损伤平面以下的痛觉、温度觉、触觉及本体觉减弱或消失。

(2)运动障碍

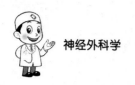

脊髓休克期,脊髓损伤节段以下表现为软瘫,反射消失。休克期过后若是脊髓横断伤则出现上运动神经元性瘫痪,肌张力增高,腱反射亢进,出现髌阵挛和踝阵挛及病理反射。

(3)括约肌功能障碍

脊髓休克期表现为尿潴留,系神经反射活动消失,膀胱逼尿肌麻痹形成无张力性膀胱所致。休克期过后,若脊髓损伤在骶髓平面以上,可形成自动反射膀胱(逼尿肌反射存在),排尿费力,残余尿少于100ml,但不能随意排尿,膀胱的排空需通过增加腹压(用手挤压腹部)或用导尿管来排空尿液。若脊髓损伤平面在圆锥部骶髓或骶神经根损伤,则出现尿失禁,大便也同样出现便秘或失禁。

(4)不完全性脊髓损伤

损伤平面以下保留某些感觉和运动功能,称之为不完全性脊髓损伤。临床上有以下几型:

①前脊髓损伤综合征:出现四肢瘫痪,下肢重于上肢,但下肢和会阴部位仍保持位置觉和深感觉,有时甚至还保留有浅感觉。此型在不完全损伤中预后最差。

②脊髓中央管综合征(即中央型脊髓损伤综合征):多数发生于颈椎过伸性损伤,表现为损伤平面以下的四肢瘫,上肢重于下肢,没有感觉分离。

③脊髓半切综合征:损伤平面以下同侧肢体的运动及深感觉消失,对侧肢体痛觉和温觉消失。

④后脊髓损伤综合征:脊髓受损平面以下运动功能和痛温觉、触觉存在,但感觉全部或部分消失。

4.2.5 检查

4.2.5.1 X线检查

常规摄脊柱正侧位、必要时照斜位。正位应观察椎体有无变形,上下棘突间隙,椎弓根间距等有无改变;侧位应观察棘突间隙有无加大,测量:椎体压缩程度、脱位程度、脊柱后弓角,正常胸椎后弓角不 >10°,在颈椎及腰椎为生理前突。

根据X线片脱位程度间接来观察脊髓损伤程度,在胸椎、脊椎脱位达Ⅰ度以上,多为完全脊髓损伤,鲜有恢复;而在颈椎及腰椎,则X线片上严重程度与脊髓损伤程度可不完全一致。

在急性期过后,为检查脊柱的稳定性,应拍照前屈和后伸脊柱侧位片,如上下相邻椎体的前缘或后缘前后移位 >3mm 即为不稳定的征象。

4.2.5.2　CT 检查

有利于判定移位骨折块侵犯椎管程度和发现突入椎管的骨块或椎间盘。

4.2.5.3　MRI 检查

对判定脊髓损伤状况极有价值。MRI 可显示脊髓损伤早期的水肿、出血；可有脊髓受压、脊髓挫伤、脊髓横断等表现；可显示脊髓损伤后的各种病理变化，如脊髓挫伤、坏死、空洞、萎缩及胶质增生等。

脊髓损伤行 MRI 检查的意义有以下三个方面：

第一，显示压迫脊髓的因素及部位。

第二，显示椎管狭窄程度。

第三，显示脊髓损伤改变：①急性脊髓损伤的 MRI 表现有三型：出血型；水肿型；混合型。水肿型损伤较轻，有较高的恢复率。②陈旧性脊髓损伤：脊髓损伤晚期其组织学改变，在 MRI 的表现不同，脊髓中囊腔，MRI 亦显示囊腔；脊髓内坏死软化，胶质组织疏松，MRI 显示 T1 为低信号；脊髓内白质组织胶质化与软化灶混在者，MRI 为斑点不匀信号；脊髓缺血胶质化萎缩者，MRI 表现为近正常稍高信号，但较正常脊髓为细。MRI 对脊髓损伤程度的判断及对预后的估价，以临床神经学与诱发电位及 MRI 检查三者结合，最有参考及指导意义。

4.2.5.4　电生理检查

如体感诱发电位、运动诱发电位等，可了解脊髓的功能状况。体感诱发电位是测定脊髓感觉通道（以脊髓后索为主）的传导功能的检测法，运动诱发电位检查代表锥体束运动通道的功能。

4.2.5.5　颈静脉加压试验和脊髓造影

颈静脉加压试验，对判定脊髓受伤和受压有一定参考意义。脊髓造影对陈旧性外伤性椎管狭窄诊断有意义。

4.2.6　治疗

4.2.6.1　脊柱脊髓损伤治疗原则

尽早制动，正确搬运和转送，减少脊髓二次损伤。先保命，后功能，即先救治危及生命的损伤，生命体征平稳后再稳定脊柱损伤。不伴有脊髓损伤，一般可保守治疗；不稳定的脊柱损伤，合并脊髓损伤的，一般手术治疗。手术充分解除神经压迫，合理重建脊柱稳定性。早期康复，为神经修复创造合适的内外环境，促进功能恢复，减少并发症的发生，使患者尽早地重返社会。

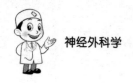

（1）早期处理

急诊处理按照高级创伤生命保障系统（ATLS1），影响呼吸和循环功能的创伤必须优先处理，脊柱损伤评估通常放在第二位。在将伤者从受伤地点搬运到急诊室和影像科的整个过程中，预防性措施包括使用木板和整体翻滚技术（肩膀、骨盆、下肢、头部一体搬运）应该常规使用，直到随后的脊柱损伤确诊或排除过程完成为止。

（2）损伤评估

即使是无意识的患者，损伤评估也非常关键，评估应包括详细的临床查体和应用合理的影像工具。怀疑有脊柱脊髓损伤的患者，要在创伤评估区域给予快速检查。一系列的观察包括：全脊柱的视诊和触诊，记录皮肤情况，柔韧度，出入量，精神状态，四肢的运动和感觉检查，直肠指检，存在或缺失脊柱反射。

（3）尽早治疗

根据脊髓损伤的病理改变特点，治疗应是愈早愈好，伤后 6 小时是黄金时期，24小时内为急性期。

（4）整复骨折脱位

使脊髓减压并稳定脊柱。骨折块或脱位椎压迫脊髓，应尽早整复骨折脱位，恢复椎管矢状径；存在椎体骨折块、椎体后上角或椎间盘突出压迫脊髓者，需行前方减压，稳定脊柱。

（5）脊髓损伤

由于脊髓伤后出血、水肿及许多继发损伤改变，要进行治疗，才能争取恢复机会。对存在神经功能缺失的患者使用大剂量甲强龙以提高预后疗效（患者伴有穿透伤除外）。如果能在脊髓损伤后 3 小时内给药，建议给予 30mg/kg 剂量的甲强龙快速推注，15 分钟内完成，之后给予 5.4mg/kg/h 的剂量持续 23 小时；如果在伤后 3 至 8 小时给药，则持续给药 48 小时；如果超过伤后 8 小时，则不应再使用甲强龙。神经节苷脂被建议作为提高疗效的潜在方案。其他药物包括纳洛酮、促甲状腺激素释放激素、促红细胞生成素等没有得到临床试验确认。低血压和缺氧应该避免，维持平均动脉压大于 90mmHg 有利于神经功能获得更好恢复。

（6）预防及治疗并发症

包括呼吸系统、泌尿系统及压疮等并发症。

（7）功能重建及康复

主要为截瘫手及上肢的功能重建和排尿功能重建。

4.2.6.2 下颈椎损伤的治疗原则

（1）急救

由于受伤者受力点多在头顶部，有时患者可有昏迷。现场应首先考虑有无颅脑及其他重要脏器的合并伤。注意搬运时颈部的合理保护，以免加重损伤。

（2）保持呼吸道通畅

尤其是颈 6 椎节以上的完全性脊髓损伤者更有可能由于呼吸肌麻痹而造成呼吸困难，甚至呼吸衰竭。必要时应尽早气管切开，机械辅助呼吸。

（3）颈椎固定

是治疗许多颈椎损伤的主要办法。最常用的支具包括软颈托，两瓣式硬颈托，胸骨枕下颌固定及头环背心。支具类型的固定效果更好。

（4）手术治疗

大多数没有破坏脊柱结构完整性的颈椎损伤需要手术治疗。根据脊柱三柱模型，单柱不伴神经功能障碍的损伤通常是稳定的，而且不会有进展的畸形，神经功能损害或创伤后疼痛。一般使用外固定后都很好。涉及三柱的损伤，即使没有神经功能障碍（少见），一般认为是不稳定的，需要手术治疗。涉及二柱的损伤，也认为是不稳定的，倾向手术治疗。但某些这样的损伤也能通过制动来治疗。所以，二柱损伤的患者是否手术，患者的神经功能状态常作为一个决定性因素，不完全或完全损伤的患者一般采取手术治疗。然而，对于神经系统检查正常或可能只存在单支神经根损伤的患者，可以采取外固定治疗。其他伤，并发症，先天性畸形和退行性改变可影响治疗的效果。

（5）手术时机

颈脊髓损伤的手术减压和手术效果问题还没有一个明确的观点。一般认为，伤后24 小时内行减压手术是相对安全的。对于脊髓损伤后神经功能进行性加重的患者也建议尽早手术治疗。早期手术并未显著增加脊髓损伤患者并发症的发生率。

（6）手术入路

手术治疗可以是前路，后路或前后路联合。对同样的患者，手术方法很多，最简单且直接的策略是以结构损伤最严重的区域为基础的手术方法。对于需要重建前柱支撑结构的损伤，行前路手术；而后路的损伤需要错位结构的直接还原，则行后路手术。

4.2.6.3 胸腰椎损伤的治疗原则

（1）急救

对于多发伤患者，胸腰椎损伤应该在威胁生命的损伤得到处理后予以明确。对胸腰段脊柱脊髓可疑损伤的患者，应现场给予脊柱制动，在患者的搬运、转送等过程中，

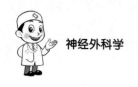

应至少由 3 人完成,并运用平移、轴向翻转等正确的方式,迅速转送。

（2）损伤评估

高达 11% 的多发伤患者颈部损伤往往伴随着胸腰部损伤,这暗示必须对全脊柱进行评价以确定某个节段骨折。对于有高危损伤机理、伸展损伤、神经功能缺失、背痛或者压痛、认知损害和确诊有颈椎骨折的患者,都应进一步进行胸腰椎的影像学检查,如 X 片、CT 等。

（3）是否手术治疗

胸腰椎骨折的治疗主要取决于患者的神经功能状态,是否要在特殊损伤结构的基础上恢复脊柱功能完整性,现有畸形的类型和严重程度。胸腰椎损伤分类和严重度评分(TLICS)对于期望从手术获益的患者是非常有用的工具。神经功能完整的稳定骨折患者一般不要手术治疗。对于有进行性加重的畸形的患者,且伴有矢状面或冠状面的失衡,通常要手术治疗,而局部的畸形一般不需要。对于有脊髓,圆锥或马尾损伤的患者一般要手术治疗。虽然手术减压对于完全截瘫患者的神经功能恢复效果不可预期,但是可以起到降低例如脊髓空洞症等后期并发症的概率。对于不完全神经功能缺失患者,椎管减压可增强神经恢复潜能。

（4）手术方案

如果考虑手术治疗,应该基于骨折分型和患者的神经症状,选择前路、后路或联合应用方式。胸腰椎骨折手术最佳术式仍有争论。术式包括前路减压融合、后路减压融合、后路融合不减压、前路减压并 360°融合、后路内固定不融合、后路融合并进行后路或经腰椎间融合重建前中柱、后路融合加椎体内骨水泥成型术。对于神经功能部分受损患者,不同的减压、融合术式对神经恢复并没有显著差异,术后平均提高一个Frankel 等级。

近来还有逐渐兴起的微创手术。微创技术包括前路内镜下减压内固定、后路经皮融合、使用临时性脊柱外固定架及经皮后凸成形术。近年来后凸成形术用于治疗骨质疏松压缩骨折取得了很好效果,在创伤性骨折患者中也予以使用,也可配合传统后路内固定手术使用。

（5）手术入路

手术入路选择原则:应根据患者后方韧带复合体和神经功能状态、医疗设备及技术条件,从简单到复杂,尽可能在单一入路下完成手术。伴有前路脊髓综合征者,多数情况下首选前路手术。在某些特定条件下,如后部硬膜外血肿、后部的神经压迫或存在前路禁忌证时,后路减压术可以替代,虽然从技术上要求更高。前路手术可同时对骨折进行减压、复位、植骨、内固定治疗,还具有短节段固定和通过重建前中柱支撑结构达到预防术后脊柱后凸的优势,但是与后路相比,也存在失血量大、呼吸并发症多的缺点。后路手术直接显露,避免了前路经常要遇到的重要结构,特别是在上胸段和下腰段,对于分离旋转损伤可提供良好的复位效果。后路手术指征包括不论后纵韧带复合体(PLC)是否完整的完全神经功能障碍、分离旋转暴力导致的脱位、PLC完整或断裂但没有神经功能障碍的神经根受损。

(6)手术时机

不完全性脊髓及马尾神经损伤呈进行性加重时,需行急诊手术治疗。有脊髓及马尾神经损伤患者应尽可能在48小时内手术治疗。无脊髓及马尾神经损伤,在条件允许的情况下,尽早手术治疗。

4.3　脊柱和脊髓疾病

4.3.1　髓血管疾病

脊髓血管病系由供应脊髓的血管阻塞或破裂引起脊髓功能障碍的一组疾病。颈段脊髓的血液供来自椎动脉,两侧椎动脉汇合成脊髓前动脉下行。胸段脊髓前动脉下行。胸段脊髓由肋间动脉供应。下胸段和腰段脊髓由主动脉降支和髂内动脉分枝供应。脊髓前动脉供应脊髓腹侧2/3,脊髓后动脉供脊髓背侧1/3区域,侧面由脊髓环动脉供应。脊髓胸2~4为颈段椎动脉与胸段脊髓相接之处,血供较差。脊髓血管病分为缺血性、出血性及血管畸形三类。发病率远低于脑血管疾病,但脊髓内结构紧密,较小的血管损害可导致严重后果。

4.3.1.1　临床表现

缺血性脊髓病中最常见者表现为脊髓前动脉综合征和脊髓后动脉综合征。脊髓前动脉闭塞引起突然起病的神经根性疼痛,并在数小时至数日内发展至顶峰,出现病变以下的肢体瘫痪;表现为分离性感觉障碍,病损以下痛、温觉缺失而位置震动觉存在。以胸段较为常见。不全性脊前动脉闭塞可出现感觉异常,仅有轻度瘫痪和膀胱直肠功能异常。脊髓后动脉闭塞常因侧支循环良好而出现轻微的神经症状。临床表现为神经根痛、病变以下感觉缺失、共济失调和腱反射消失等,但很少出现膀胱直肠功能障碍。

脊髓缺血见于主动脉粥样硬化。脊髓短暂缺血发作表现为突然截瘫,持续数十分钟或数小时而完全恢复。若脊髓数个节段完全梗死时,则出现根痛、下肢瘫痪、所有感

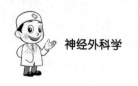

觉丧失和大小便障碍。

脊髓蛛网膜下腔出血发病突然,腰背下肢疼痛,Kernig 阳性、脑脊液血性。血液进入脑蛛网膜下腔可引起头痛、项强。脊髓内出血发病突然,剧烈背痛,沿神经根放射,然后出现部分或完全性横贯性脊髓损害的体征。由于出血常位于脊髓的中央而可有腰骶节段皮肤分布区的感觉仍保留。若脊髓内出血大量而破入蛛网膜下腔时,可有脑膜刺激征和脑脊液血性。

血管畸形可因节段动脉血栓形成、出血或压迫脊髓而产生症状。可呈缓慢进展性的脊髓受压而产生感觉运动和二便障碍。

4.3.1.2 症状体征

（1）脊髓短暂性缺血发作

突然发作的间歇性跛行是本病的典型表现,持续数分钟至数小时,可完全恢复,不遗留任何后遗症。也可表现自发性下肢远端发作性无力,反复发作,可自行缓解,休息或使用血管扩张剂可缓解,间歇期症状消失。

（2）脊髓梗死

呈卒中样起病,脊髓症状常在数分钟或数小时达到高峰。

①脊髓前动脉综合征:脊髓前动脉供应脊髓前 2/3 区域,易发生缺血性病变,以中胸段或下胸段多见,首发展症状常突发病损水平相应部位根性痛或弥漫性疼痛,短时间内发生弛缓性瘫,脊髓休克期过后转变为痉挛性瘫;传导束型分离性感觉障碍,痛温觉缺失而深感觉保留(后索未受累),尿便障碍较明显;

②脊髓后动脉综合征:脊髓后动脉极少闭塞,因有良好侧支循环,即使发生症状也较轻且恢复较快;表现急性根痛,病变水平以下深感觉缺失和感觉性共济失调,痛温觉和肌肉力保存,括约肌功能常不受影响;

③中央动脉综合征:病变水平相应节段的下迅速神经源性瘫痪、肌张力减轻、肌萎缩,多唯锥体束损害和感觉障碍。

（3）出血性疾病

包括硬膜外、硬膜下和脊髓内出血,均骤然出现剧烈背痛,截瘫、病变水平以下感觉缺失和括约肌功能障碍等积形脊髓横贯性损害表现。硬膜下血肿远较硬膜外血肿少见。脊髓蛛网膜下腔出血起病急骤,表现颈背痛、脑膜刺激征和截瘫等;脊髓表面血管破裂出血可能只有背痛,无脊髓受压表现。

（4）血管畸形

绝大多数为动静脉畸形,多见于胸腰段,其次为中胸段,颈段少见;动脉性及静脉性罕见。动静脉畸形分为四种类型:精脊膜动脉瘘、髓内动静脉畸形、青年型动静脉畸形和髓周动静脉瘘等。多在 45 岁前发病,约半数在 14 岁前发病,男女之比为 3:1。缓慢起病着多见,亦可为间歇性病程,有症状环节期;突然发病为畸形血管破裂所致,多以急性疼痛为首发症状,表现脑膜刺激征、不同程度截瘫、根性或传导束性感觉障碍,如脊髓半侧受累表现脊髓板切综合征。括约肌功能障碍早期为尿便困难,晚期失禁;也有少数患者表现为单纯脊髓蛛网膜下腔出血。

4.3.1.3 疾病病因

心肌梗死、心搏骤停、主动脉破裂、主动脉造影、胸腔和记住等引起严重低血压,以及动脉粥样硬化、梅毒性动脉炎、肿瘤、蛛网膜粘连等均可导致缺血性脊髓病;外伤是椎管内出血的主要原因,自发性出血多见于脊髓动静脉畸形、动脉瘤、血液、肿瘤和抗凝治疗后。脊髓血管病常作为其他疾病的并发症,易被原发病掩盖。脊髓血管畸形是常见的脊髓血管病,畸形血管可压迫脊髓,闭塞引起脊髓缺血,破裂引起出血导致脊髓功能受损,约 1/3 的患者合并病变脊髓节段皮肤血管瘤、颅内血管畸形和脊髓空洞症等。

4.3.1.4 病理生理

脊髓对缺血耐受力较强,轻度间歇性供血不足不会造成脊髓明显损害,完全缺血 15 分钟以上方可导致脊髓不可逆损伤。脊髓前动脉血栓形成常见于颈胸髓,段是血供薄弱区;脊髓后动脉左右各一,血栓形成很少见。脊髓梗死可导致神经细胞变性坏死、灰白质软化和血管周围淋巴细胞浸润,晚期血栓机化,被纤维组织取代,并有血管再通。髓内出血常侵犯数个脊髓节段,多位于中央灰质;脊髓外出血形成血肿或血液进入蛛网膜下腔,出血灶周围组织水肿、瘀血和继发神经组织变性。脊髓血管畸形可发生于脊髓的任何节段,是由扩张迂曲的血管形成网状血管团及其上下方的供血动脉和引流静脉组成。

4.3.1.5 辅助检查

脑脊液检查脊髓蛛网膜下降出血 CSF 呈血性;椎管梗阻时 CSF 蛋白量增高,压力低。

MRI 可显示脊髓局部增粗、出血或梗死,增强后可能发现血管畸形。脊髓造影可确定血肿部位,显示脊髓表面畸形血管位置和范围,但不能区别病变类型。选择性脊髓数字减影血管造影(DSA)对确诊脊髓血管畸形颇有价值,可明确显示畸形血管的大小、形态、位置、范围、类型、供血动脉及引流静脉,对指导手术或放射介入治疗很有帮助。

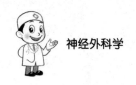

4.3.1.6　诊断及鉴别诊断

（1）诊断

脊髓血管病临床表现复杂,缺乏特异性检查手段,缺血性病变诊断更有一定难度,常依据动脉硬化、外伤、血压波动等,配合脊髓影像学和脑脊液检查确诊。

（2）鉴别诊断

①脊髓间歇性跛行应与血管性间歇性跛行鉴别,后者皮温低、足背动脉搏动减弱或消失,超声多普勒检查有助于鉴别。

②急性脊髓炎表现急性起病的脊髓横贯性损害,病前多有前驱感染史或接种史,起病不如血管病快,CSF 细胞数可增加。

③缺血性脊髓血管病治疗原则与缺血性卒中相似,可应用血管扩张剂及促进神经功能恢复的药物,低血压者应予纠正血压,疼痛明显者可给予镇静止痛剂。

④硬膜外或硬膜下血肿应紧急手术清除血肿,解除脊髓受压。其他类型椎管内出血应针对病因治疗,使用脱水剂、止血剂等。脊髓血管畸形可行血管结扎、切除或介入栓塞治疗。

⑤截瘫病人应加强护理,防止并发症如褥疮和尿路感染等。急性期过后或病情稳定后应尽早开始肢体功能训练及康复治疗。

4.3.1.7　安全提示

脊髓血管畸形者应视畸形大小和分布范围选择导管介入治疗或手术切除治疗之。

后遗截瘫病者按脊髓炎恢复期办法进行康复治疗和护理。

4.3.1.8　脊髓血管病的辨病论治

专病专方补肾活血汤:熟地黄 10g,当归 12g,肉苁蓉 15g,党参 10g,黄芪 15g,黄精 20g,丹参 15g,续断 12g,川牛膝 15g,虎杖 8g,桑枝 8g。水煎服,每日 1 剂。适用于脊髓前动脉血栓形成之治疗。

单味中药治肝肾虚痿证,胎盘粉 3～6g,每日 2 次。

4.3.2　椎管内肿瘤

椎管内肿瘤亦称脊髓肿瘤,是指生长于脊髓及与脊髓相近的组织,包括神经根、硬脊膜、血管、脊髓及脂肪组织等的原发、继发性肿瘤。可分为脊髓内及脊髓外肿瘤。原发脊髓肿瘤每年新发病例 2.5/10 万,大约是脑肿瘤发病率的 1/10。在组织发生学上,可分为起源于脊髓外胚层的室管膜和胶质,如神经胶质瘤、神经鞘瘤等,以及发生于脊髓中胚间叶质肿瘤,如脊膜瘤等。还有椎管周围组织直接侵入椎管内。临床上常见的肿瘤有神经鞘瘤、脊膜瘤、神经胶质瘤、先天性肿瘤(表皮样囊肿、皮样囊肿、畸胎瘤)、海绵状血管瘤、血管网织细胞瘤、转移瘤、肉芽肿等。20～40岁者多见,男性多于女性,但是脊膜瘤多发于女性。

4.3.2.1 病因

发性脊髓肿瘤仅10%起源于脊髓内神经细胞,2/3是脊膜瘤和许旺细胞瘤,两者均为良性肿瘤。恶性脊髓肿瘤包括胶质瘤和肉瘤,起源于结缔组织。神经纤维瘤是许旺细胞瘤的一种类型,可以由神经膜细胞和其他周围支持细胞发生。

最常见的脊髓转移瘤常起源于肺、乳腺、前列腺、肾、甲状腺。淋巴瘤也可扩展到脊髓。

4.3.2.2 临床表现

(1)刺激期(神经根痛期)

在疾病早期可出现神经根性刺激症状,表现为电灼、针刺、刀割或牵拉样疼痛,咳嗽、喷嚏和腹压增大时可诱发或加重疼痛,夜间痛及平卧痛是椎管内肿瘤特殊的症状。

(2)脊髓部分受压期

表现为受压平面以下同侧肢体运动障碍、对侧肢体感觉障碍。脊髓内肿瘤感觉平面是从上向下发展,髓外肿瘤则由下向上发展。

(3)脊髓完全受压期

表现为受压平面以下运动、感觉、括约肌功能完全丧失,并且不可恢复。

(4)查体

全身检查,注意心肺功能,胸式呼吸是否存在;躯体感觉障碍平面;有无肌肉萎缩及褥疮等。

4.3.2.3 检查

(1)脑脊液检查

腰穿行脑脊液测压及试验室检查。

(2)X线

了解椎骨的继发性改变,如椎体的吸收、破坏、椎弓根间距增大、椎间孔扩大等。

(3)CT及MRI

MRI是脊髓肿瘤最常用的检查方法,可清晰显示病变范围、特点,结合增强扫描,可直接观察肿瘤形态、部位、大小及与脊髓的关系。

(4)脊髓碘油造影

对不具备行MRI检查或因患者体内有金属异物等不能进行检查者,可行脊髓碘

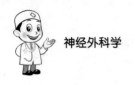

油造影。

（5）脊髓血管造影

对于考虑血管畸形病例，行脊髓血管畸形造影，有定性诊断价值。

4.3.2.4　诊断

根据临床症状、体征、影像学检查，结合试验室检查，能基本定位诊断，对于肿瘤性质，可能还要依靠术后病理证实。

4.3.2.5　鉴别诊断

（1）脊髓蛛网膜炎

病程长，发病前多有发热或外伤史。病情可有起伏，症状可间断性缓解。大多数有较广泛的根性疼痛，运动障碍较感觉障碍严重，深感觉障碍比浅感觉障碍明显。感觉平面不恒定，且不对称。自主神经功能出现一般较晚。脑脊液检查细胞数轻度升高，蛋白增高明显。C线片正常，脊髓碘油检查提示造影剂呈珠状分散，无明显梗阻平面，可与肿瘤鉴别。

（2）椎管内结核

常继发其他部位结核或既往有结核病史，脊柱多有后凸畸形，临床表现多样，不易与其他椎管内占位鉴别。X线片骨质多有破坏，椎间隙变窄或消失，椎旁可有冷性脓肿阴影。

（3）横贯行脊髓炎

本病多有感染或中毒病史，起病迅速，可有发热等先驱症状。发病后几天可迅速出现截瘫。脑脊液细胞数增多，腰穿压颈试验多不梗阻，易于脊髓肿瘤鉴别。

（4）硬脊膜外脓肿

起病急，多有化脓性感染的病史，可有发热，血白细胞数增高，血沉增快等。疼痛为突发持续性剧痛，病变部位棘突有明显压痛。病情进展迅速，短时间可出现脊髓休克。但慢性硬膜外脓肿，和脊髓肿瘤往往不易鉴别。脑脊液细胞数和蛋白均增高。如果脓肿位于腰段，腰穿可有脓液流出。病变常在椎管内扩展，累及节段较长。

（5）椎间盘突出

特别是脊髓型颈椎病伴有椎间盘突出，或不典型慢性发展为腰椎间盘脱出，有脊髓受压者病情发展和脊髓肿瘤相似，早期出现根性疼痛，逐渐出现脊髓受压症状。

（6）颈椎病

颈椎病是颈椎退行性疾病，多发生在中老年人，但有年轻化趋势。早期症状多为一侧上肢麻痛无力，颈痛且活动受限，少数脊髓型颈椎病不易与肿瘤鉴别。一般经牵引症状可缓解,X 线片可见颈椎增生及椎间隙变窄。

4.3.2.6 治疗

脊髓肿瘤目前唯一有效的治疗手段是手术切除。手术均在显微镜下行肿瘤切除,达到对神经及血管的最大程度的保护。

(1)良性肿瘤手术治疗

①对于不涉及脊柱稳定性者,显微手术切除加椎板复位。

②对于导致脊柱不稳者,显微手术切除加脊柱内固定。

(2)恶性肿瘤手术治疗

行肿瘤切除及去椎板减压;影响脊柱稳定性的恶性脊柱肿瘤,可手术行肿瘤切除及脊柱内固定,达到缓解症状及维持脊柱稳定的目的,为术后放化疗或其他治疗提供依据。

(3)非手术疗法

①患者全身状况不允许手术,均可行放射治疗。

②合并肢体功能障碍者,术后应行神经康复治疗。

4.3.3 寄生虫性关节炎

寄生虫病是许多发展中国家的地方病,也散发于发达国家。感染寄生虫后,临床表现不一,有的患者并无症状,但有的出现多种多样的临床表现。

本病的过敏症状有疼痛,肿块,耳郭炎,眼炎以及骨关节病。临床分为皮肤型,骨关节型,肿块型和混合型。其中骨关节病变以单个关节,特别是手腕部和踝部等暴露部位的关节最常见,但耻骨联合、肋骨等也可同时发病。主要表现为疼痛,肿胀。

4.3.3.1 疾病描述

寄生虫病是许多发展中国家的地方病,也散发于发达国家。感染寄生虫后,临床表现不一,有的患者并无症状,但有的出现多种多样的临床表现。寄生虫性关节炎,临床上由于寄生虫感染引起的骨与关节疾病较少见。迄今为止,至少有 20 多种寄生虫能直接或间接地损害人体骨与关节系统。它们或引起骨组织、关节和骨髓的病变,或妨碍骨骼的正常生长,或导致胎儿的骨骼畸形。

寄生虫感染中,关节受累发生率很低。诊断主要依靠:

①有疫区居住或旅行病史。

②有寄生虫侵入肠道或组织引起感染的临床表现。

③急性或慢性发病,单关节或多关节关节炎。

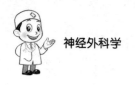

④对用抗细菌炎症治疗无效。

⑤根除寄生虫后,关节症状消除。

关节炎症可以由寄居于关节周围肌肉内的寄生虫直接引起,也可以由寄生虫的代谢产物引起,还可以由于免疫反应引起。寄生虫感染中关节受累发生率很低。诊断主要依靠:

①有疫区居住或旅行病史。

②有寄生虫侵入肠道或组织引起感染的临床表现。

③急性或慢性发病,单关节或多关节关节炎。

④对用抗细菌炎症治疗无效。

⑤根除寄生虫后,关节症状消除。

关节炎症可以由寄居于关节周围肌肉内的寄生虫直接引起,也可以由寄生虫的代谢产物引起,还可以由于免疫反应引起。

4.3.3.2 症状体征

(1)广泛侵犯骨骼系统的寄生虫细粒棘球蚴

①细粒棘球绦虫的幼虫(棘球蚴)寄生于骨骼中,引起骨棘球蚴病,骨棘球蚴病常以无痛性肿胀为特征。病变进展极慢,常在儿童期感染,成年后出现症状。一般临床上分为4期:

潜伏期:由于幼虫在骨内生长缓慢,可长期无症状,少数病例可有轻微疼痛。

局限期:随着病情发展,可出现疼痛、麻木、跛行和肢体肌肉萎缩等症状。

扩展期:症状较重,骨质被囊肿广泛破坏,疼痛加剧。受累骨膨胀变粗,畸形。轻微外伤即可造成病理性骨折。脊椎、骶骨等处的囊肿可压迫脊髓神经或马尾,产生明显的神经症状和体征,甚至截瘫。

晚期:体征明显,囊肿穿破骨皮质,侵入周围软组织,出现巨大包块。可形成长期不愈的瘘管,流出脓液和包虫碎屑。可引起继发性慢性化脓性骨髓炎。若累及关节,可造成病理性脱位。

②丝虫:人可因感染班氏丝虫或马来丝虫引起丝虫性骨关节病。丝虫感染引起淋巴管阻塞,出现象皮肿。由于抵抗力降低,致使细菌易于侵入,引起局部组织的继发性细菌感染,反复发作可导致骨膜炎或骨膜炎。此外,丝虫乳糜性关节炎也较常见,关节内可见乳糜液,多见于膝关节。其次为踝关节,小关节多不受累。常为单侧。一般呈良性过程,持续时间短,关节呈无痛性肿胀。有时呈急性发作,膝关节渗液,肿痛发热,活动受限,体温增高,1~2周可缓解,但反复发作后可转为慢性关节炎。

③其他:泡球蚴和猪囊尾蚴也可侵犯骨组织,侵入上颌骨、椎骨等。泡球蚴称之为寄生虫癌,更易侵犯长骨引起病理性骨折。治疗以手术清除病骨和摘除囊尾蚴为原则,同时服用吡喹酮和阿苯达唑。

(2)侵犯骨关节的寄生虫——马尾松毛虫

人因接触松毛虫的活体、尸体或虫毛可引起以过敏反应为主的骨关节病变。当人体接触毛虫时,虫体内的病毒与皮肤接触或直接进入体内,引起过敏反应,因其病理改变类似于类风湿性关节炎,推测该病的发病机理可能与变态反应有关。

本病的过敏症状有疼痛,肿块,耳郭炎,眼炎以及骨关节病。临床分为皮肤型,骨关节型,肿块型和混合型。其中骨关节病变以单个关节,特别是手腕部和踝部等暴露部位的关节最常见,但耻骨联合、肋骨等也可同时发病。主要表现为疼痛,肿胀。

4.3.3.3 疾病病因

临床上由于寄生虫感染引起的骨与关节疾病较少见。迄今为止,至少有20多种寄生虫能直接或间接地损害人体骨与关节系统。它们或引起骨组织、关节和骨髓的病变,或妨碍骨骼的正常生长,或导致胎儿的骨骼畸形。这些寄生虫包括属于蠕虫的细粒棘球蚴、泡球蚴、猪囊尾蚴、卫氏并殖吸虫、丝虫、旋盘尾丝虫、麦地那龙线虫、旋毛虫等;属于原虫的有利什曼原虫、溶组织阿米巴、弓形虫、疟原虫;属于昆虫的马尾松毛虫等。

4.3.3.4 病理生理

广泛侵犯骨骼系统的寄生虫;细粒棘球绦虫的幼虫(棘球蚴)寄生于骨骼中,引起骨棘球蚴病。

4.3.3.5 诊断检查

(1)诊断

①细粒棘球蚴关节炎根据流行病学、疫区接触史、临床表现、X线检查及其他辅助检查,一般可以确定诊断。

②丝虫病性关节炎的诊断通常依赖于血清学,或在外周循环或在皮肤(盘尾丝虫)中检出微丝蚴。

③马尾松毛虫关节炎主要依据地区性发病,接触松毛虫或其污染物史,临床表现和 X 线表现。

(2)实验室检查

①细粒棘球蚴包虫皮内试验(Casoni 试验)可以阳性。血清学试验包括检测病人血清中的特异抗体及包虫的循环抗原。试验方法有间接血凝试验、乳胶凝集试验、酶

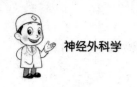

联免疫吸附试验等。外周血常规检查可见嗜酸粒细胞增高。X 线检查可见程度不同的骨改变,包括骨质稀疏、骨质缺损、骨皮质变薄、骨扩张,轮廓不规则,可在椎旁形成继发性包虫囊肿,出现类似椎管内良性肿瘤的 X 线改变。晚期囊肿穿破骨皮质而侵入周围软组织,在软组织内形成环状或弧形囊肿钙化影,并因继发感染而形成慢性化脓性骨髓炎和窦道。病理检查可以确诊,手术探查也可证实。

②丝虫血涂片检查,部分患者夜间可查到微丝蚴。滑膜液检查呈奶黄色,无细菌,脂质含量高。

(3)其他辅助检查

①丝虫 X 线检查可见局限性骨膜增厚,可有骨膜炎改变,骨皮质增厚。局限性骨骨膜炎时,病变侵犯骨膜和骨质,骨膜新骨生成并有不同程度的骨皮质破坏。淋巴管造影可见淋巴管阻塞与曲张。

②马尾松毛虫 X 线表现可见关节周围软组织肿胀,层次模糊,关节囊肿大,密度增高。骨质疏松。骨质破坏多呈骨端性。关节可有关节间隙狭窄、脱位或半脱位。偶尔嗜酸细胞增多,血沉增快。

4.3.3.6　鉴别诊断

细粒棘球蚴关节炎由于骨棘球蚴病较少见,因此易漏诊。需与骨巨细胞瘤、纤维性囊性骨炎及软骨肉瘤等鉴别。脊柱病变应与脊椎结核和椎管内良性肿瘤鉴别。

丝虫病性关节炎应与风湿性关节炎鉴别。

松毛虫骨关节病需与骨和关节结核,类风湿性关节炎和化脓性关节炎鉴别。

4.3.3.7　并发症

细粒棘球绦虫骨棘球蚴病,脊椎、骶骨等处的囊肿可压迫脊髓神经或马尾,产生明显的神经症状和体征,甚至截瘫。晚期,可引起继发性慢性化脓性骨髓炎。若累及关节,可造成病理性脱位。丝虫感染可并发象皮肿。继发性细菌感染,反复发作可导致骨膜炎或骨~骨膜炎。马尾松毛虫关节炎晚期有不同程度的关节功能障碍,关节畸形和强直。

4.3.3.8　治疗方案

细粒棘球蚴的治疗原则为彻底清除病骨,但可能性一般很小。常用方法有刮除植骨术,同时服用阿苯达唑。

丝虫的治疗乙胺嗪(海群生)为首选药。治疗是口服乙胺嗪,每天 600mg,分 2～3 次服用,7 天为一疗程,间隔几天后再服 3 个疗程。在盘尾丝虫治疗中,服用乙胺嗪可引起全身反应,主要由于成虫和大量微丝蚴死亡引起的过敏反应,包括寒战、高热、头痛、关节痛和大小关节关节炎,称作 Mazzotti 反应,通常需要应用皮质激素类药物治疗。伊维菌素很少伴有这种反应,常被首选用于盘尾丝虫病的治疗,单次口服,100～200μg/kg 体重。1 年服用 1～2 次,是控制盘尾丝虫病流行的有效措施。

恶丝虫病是由犬恶丝虫引起的一种自限性疾病,在人类很少见。此类属动物感染的丝虫病的幼虫,一般在人体内不能发育成成虫,但不能正常发育的幼虫也可造成病变。在临床上常常表现为呼吸道感染。偶尔病人也可以出现关节疼痛和下肢关节自限性关节炎。由于发病是自限性,无须特殊治疗。

马尾松毛虫的治疗急性期应用肾上腺皮质激素、抗过敏药和消炎止痛剂,如氯苯那敏(扑尔敏)和阿司匹林等,关节应保持在功能位。慢性期合并明显瘘管,窦道和骨病灶时可行窦道切除及病灶清除术。晚期关节畸形强直者可行关节成形或关节置换。

4.3.3.9　预后及预防

(1)预后

①细粒棘球蚴的预后主要取决于受累部位及病变的程度。骨盆及脊柱病变预后较差。

②马尾松毛虫的本病治愈后很少复发,但有关节畸形或功能障碍者则很难完全恢复。

(2)预防

彻底治疗患者,消灭传染源,消灭中间宿主。疫区应该消灭储存宿主。每年对农村的住房、畜舍、厕所的墙面进行滞留性喷洒杀灭。进行灭蚊。及时治疗患者。在畜牧地区广泛进行环境卫生宣传,儿童期应有良好卫生习惯,避免接触患病动物。

4.4　功能性疾病

4.4.1　顽固性疼痛的外科治疗

疼痛对于人类生命来说,犹如挥之不去的鬼魅,远远相伴相随,有时疼痛甚至比死亡更令人恐惧,尤其慢性疼痛更是让人痛不欲生。曾经有人将慢性疼痛喻为"不死的癌症",第 10 届世界疼痛组织大会将其列为"独立的一种疾病"。2003 年我国 6 城市的疼痛调查结果显示:成人慢性疼痛的患病率为 40%,而老年人的患病率高达 65%～80%。随着老龄化社会的逐步到来,将会出现越来越多的慢性疼痛患者。疼痛的持续存在将延迟患者的恢复,增加患者及其家属的负担,加大医疗费用,使之丧失工作、家庭、尊严,造成抑郁、焦虑、自杀、残废的群体扩大,患者及家属的生活质量降低。因此,

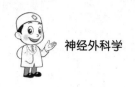

如何解决疼痛问题正成为医学界日益关注的课题。

在过去的二三十年中,顽固性疼痛的神经外科治疗经历了很大的变革,神经毁损手术虽然仍在临床占有很重要的地位,但正逐渐被包括脊髓和周围神经刺激、脑深部电刺激和运动皮层刺激等神经刺激(或调控)治疗所取代。而且,不同类型的疼痛需要采用不同的治疗方法。下面介绍几种近年来国外较为成熟的神经外科治疗方法及其适应证。

4.4.1.1 刺激性治疗

刺激性治疗分为两类:电刺激(脊髓、周围神经、运动皮层和脑深部电刺激)和中枢药物输注(椎管内和脑室内)。刺激性治疗的优点是安全、可逆和"可调节",而最大的缺点是费用昂贵(包括刺激器与电极)、需要维持(如泵的再灌注、刺激器的电池更换)。

(1)脊髓电刺激(SCS)

主要指征是一侧肢体的神经病理性疼痛,疼痛应相对局限且性质固定。常见的疾病包括:背部手术后疼痛综合征所致的持续性根性疼痛或复杂性局限性疼痛综合征相关的神经病理性疼痛。躯干部位的神经病理性疼痛如带状疱疹后遗痛或某些类型的开胸术后疼痛等也对 SCS 有效。SCS 还可用于治疗周围神经病和神经根损伤所致的肢体疼痛、幻肢痛、周围血管性疾病所致的肢体缺血性疼痛,甚至心绞痛等。周围神经电刺激(PNS)主要应用于局限在某根周围神经支配的区域性疼痛,其他指征与 SCS 相似。

(2)颅内电刺激治疗

包括丘脑、脑室旁 – 导水管旁灰质(PVG ~ PAG)的脑深部电刺激(DBS)和运动皮层电刺激。这些方法主要用于治疗非癌性疼痛,如背部手术后疼痛综合症、中枢或周围神经系统损伤所致的神经病理性疼痛或三叉神经痛。DBS 的靶点应根据疼痛的性质进行选择。

(3)运动皮层电刺激

是新近备受关注的治疗方法,可替代丘脑和 PVG ~ PAG 电刺激。它主要用于神经病理性疼痛综合征,对一些顽固性面部疼痛尤其有效,如三叉神经的神经病理性疼痛。当疼痛分布区域无感觉缺失时,运动皮层电刺激较之 DBS 更有效。由于电极置于硬膜外而非脑内,因此其并发症少。

(4)中枢药物输注

是目前非常流行的治疗顽固性疼痛方法,它的适应证很广泛,包括伤害性疼痛和混合性疼痛,可用于治疗局灶性或弥散性疼痛(如全身骨转移所致的疼痛),也可治疗轴性或肢体的疼痛。由于伤害性疼痛对阿片类药物比较敏感,因此,中枢药物输注治疗的主要指征是有显著伤害性疼痛成分的疼痛综合征如癌性疼痛。椎管内药物输注治疗的主要指征是背部手术后疼痛综合征,包括下背部伤害性疼痛和肢体神经病理性疼痛成分。

4.4.1.2　破坏性治疗

尽管刺激性治疗日趋盛行,但破坏性治疗在疼痛的神经外科治疗中仍占有重要地位。破坏性治疗包括周围神经的破坏(阻断或改变伤害性刺激向中枢的传递,包括神经切断术、神经节切除术、神经根切断术)、脊髓的破坏(改变伤害性刺激的传入通路或向上传递,包括 DREZ 毁损术、脊髓前外侧柱切断术、脊髓前联合切开术)以及脊髓水平以上颅内的破坏(阻断伤害性刺激的传递或影响疼痛刺激的感知,包括中脑脊丘束术毁损术内侧丘脑毁损术及前扣带回毁损术)。破坏性治疗的疗效取决于选择合适的患者疼痛的类型。相对而言,破坏性治疗更适合于伤害性疼痛,而不是神经病理性疼痛。

前外侧柱切断术(LST 或 Cordotomy):包括 CT 引导的经皮前外侧柱射频毁损术和开放式前外侧柱切断术。目的是阻断脊髓丘脑束。以伤害性疼痛如癌性疼痛、脊髓损伤后疼痛及臂丛损伤后疼痛效果较好。一般上肢、上腹部和胸部的疼痛行颈 2 水平的脊髓前外侧束切断;腹部、会阴部和下肢的疼痛宜做胸 2 水平的脊髓前外侧束切断。缺点:切断平面以下的对侧肢体感觉缺失。

DREZ 毁损术包括脊髓 DREZ 毁损术和三叉神经核尾部 DREZ 毁损术。脊髓后根如髓区(DREZ)毁损术:适用于定位确切的节段性疼痛如:臂丛神经撕脱伤后疼痛或腰丛神经撕脱伤后疼痛;脊髓损伤或截瘫后的中枢性神经痛;截肢后的残肢痛或幻肢痛;带状疱疹后的神经痛。三叉神经核尾部 DREZ 毁损术对面部神经传入性疼痛非常有效,对周围神经起源的面部疼痛效果较差(如外伤性三叉神经痛)。

4.4.1.3　颅内微创的立体定向毁损止痛手术

(1)中脑传导束毁损术

适用于对侧肢体特别是涉及头面部的癌性疼痛、伤害性疼痛及中枢性神经痛。多数作者报道癌性疼痛的有效率达到 85% ~90% 以上。

(2)内侧丘脑毁损术

丘脑内侧区域的一些核团中央中核(CM)、束旁核(PF)、中央外侧核(CL)和背内侧核(DM)参与疼痛的产生过程,通过立体定向毁损 CM 和 PF 核对外周源的和中枢源

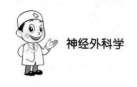

的慢性顽固性疼痛较理想的止痛效果。有作者报道有效率为 60% ～70%。

（3）扣带回毁损术

前扣带回在疼痛传入和传出的调节过程中起着重要的作用,适用于各种慢性顽固性疼痛,特别是伴有精神和情绪变化的慢性疼痛患者。其有效率达 70% ～80%。安全且副作用少。

（4）脑下垂体毁损术

主要采用的鞍内注射无水酒精的方法,其副作用大,并发症多,因此,仅仅应用于癌性疼痛特别是激素依赖性癌性疼痛,而对良性慢性疼痛如丘脑痛等不提倡应用。目前应用立体定向放射外科（伽马刀）进行脑下垂体毁损术,已有越来越多的报道,由于其安全、副作用少已逐渐取代鞍内注射无水酒精的方法。

总之,顽固性疼痛的神经外科治疗其成功的关键在于患者、治疗方法、治疗时间的合适选择。在慎重选择适合神经外科治疗的患者同时,应充分认识慢性疼痛是一个生理和心理性疾病。对持续性并有感觉缺失的神经病理性疼痛患者,刺激性治疗优于破坏性治疗。而破坏性治疗更适合于生存期较短的癌性疼痛、存在阵发性或诱发性成分的神经病理性疼痛以及以伤害性疼痛为主的患者。

4.4.2 癫痫外科治疗方法

4.4.2.1 定义与分类

癫痫是脑神经细胞异常放电所致的大脑功能失调综合征,80% 的癫痫病人经药物治疗可使癫痫发作得以控制,但约 20% 的病人应用抗癫痫药物效果不佳,最终成为难治性癫痫需外科治疗。

（1）癫痫外科治疗的方法为三大类型

①切除致痫病灶,如前颞叶切除和海马、杏仁核切除术。

②阻断癫痫传导的神经通路,如胼胝体切开术、软膜下横切术及皮层热灼术。

③降低皮质兴奋性,提高自发放电阈值,如迷走神经刺激术。癫痫手术以后,在一定时间内仍然要继续服用抗癫痫药物,原则上服药时间最少要在 2 年以上,药物种类、剂量、剂型、时间的选择要在医生的指导下进行。

癫痫患者的术前评估,对于治疗起到至关重要的作用。

（2）术前评估

①临床症状和体征。

②长程头皮脑电、蝶骨电极脑电及鼻咽电极脑电。

③视频脑电监测。

④颅内电极检测：硬膜下条状或栅状电极植入皮质脑电监测，深部电极脑电监测。

⑤特殊海马 MRI 扫描。

⑥神经心理学评价。

⑦发作期及间期可采用 SPECT 检查。

⑧PET – CT、头部 CT。

⑨脑磁图、Wata 试验等。

4.4.2.2　颞前叶、海马、杏仁核切除治疗颞叶癫痫

颞叶癫痫是成人难治性癫痫的主要类型，颞前叶、海马、杏仁核切除手术治疗颞叶癫痫的总有效率可达 90%，颞叶癫痫是最适合手术治疗的癫痫类型之一。

4.4.2.3　胼胝体切开术

治疗失张力性跌倒发作效果极佳，对顽固性全面性癫痫发作和 Lennox – Gastaut 综合征有一定的作用。Lennox – Gastaut 综合征多在学龄前期发病，临床表现复杂多样，一般均有 2 种或 2 种以上的癫痫发作形式，最多者达 5 种发作形式。脑电图呈特征性改变，伴有不同程度的智能衰退。部分患儿合并睡眠期癫痫性电持续状态，是一组常常发展成难治性癫痫的儿童癫痫综合征。抗癫痫药物治疗效果不佳，预后不良

4.4.2.4　功能区软膜下横切或皮层热灼术

对于非功能区的癫痫灶采用切除术，对于功能区致痫灶则可采用软膜下横切或皮层热灼术切断皮层间的横行纤维，达到治疗癫痫的目的，疗效确切。由于功能区软膜下横切术易引起蛛网膜下腔出血（SAH），故目前临床多采用低功率皮层热灼术而替代软膜下横切术。

4.4.2.5　大脑半球切除术

适用于 Rasmussen 综合征、偏瘫伴顽固性癫痫及行为障碍、Sterge – Weber（脑面血管瘤）综合征、婴儿偏瘫抽搐综合征以及偏侧惊厥 – 偏瘫 – 癫痫综合征。

2009 年，哈医大一院神经外科四病房暨功能神经外科和微创神经外科在省内率先开展了大脑半球切除术治疗顽固性癫痫。

4.4.2.6　迷走神经刺激术

刺激迷走神经改变大脑内的电位，阻断甚至预防癫痫之发作。80% 的病患，其癫痫可获得某种程度的改善，40% 的病人可以减少一半的发作。

4.4.3　锥体外系疾病

锥体外系疾病是一种不为人的意志控制的不自主运动和肌张力改变，情绪激动、

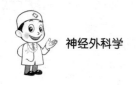

紧张时加重,安静时减轻,睡眠时消失。这一类现象疾病称锥体外系疾病。

4.4.3.1 锥体外系

运动系统的组成部分。在种系发生上属神经系统的古老部分。主要功能是在大脑皮质的控制下调节肌张力,维持和调整身体姿势,掌管习惯性和节律性动作(如行路的双臂摆动、模仿、手势、面部表情动作、某些防御性反应运动等)。在完成复杂的运动功能时,锥体外系与锥体系是不可分割的统一体,只有在锥体外系使肢体保持一定的稳定性和适当的肌张力及协调的条件下,锥体系才能支配精确的随意运动。锥体系损害表现为痉挛性瘫痪,而锥体外系损害主要表现为不自主运动、肌强直、运动缓慢,而非真正的瘫痪。

4.4.3.2 锥体外系疾病

发生于神经系统中锥体外系的疾病。主要表现肌张力障碍(肌张力过高或过低)和运动障碍(包括震颤、手足徐动、舞蹈样动作、扭转痉挛等)。相关疾病主要包括:

帕金森病及各类帕金森综合征。

小舞蹈病。

慢性进行性舞蹈病或称 Huntington。

肝豆状核变性,又称 Wilson 病。

肌紧张异常。

秽语抽动综合征。

迟发性运动障碍。

投掷样舞动。

阵发性手足徐动征或阵发性运动源性舞蹈手足徐动征、扭转痉挛等。

4.4.3.3 临床表现与治疗

主要包括两个方面,即肌张力障碍和运动障碍。肌张力障碍表现为肌张力增高或减低;运动障碍包括震颤、手足徐动,舞蹈样动作,扭转痉挛等。锥体外系疾病所产生的肌张力减低,常与不自主运动(运动过多)并存。病人表现为不规则且无节律的连续活动和缓慢复杂的不随意运动。这种动作于清醒时出现,情绪激动时增加,安静时减少,睡眠时消失。典型病例为舞蹈症。而另一组则以肌张力增高;运动迟缓为特征。典型病例为帕金森氏综合征。运动障碍及肌张力障碍产生的原因是:在人脑内纹状体中含有多种神经递质,其中以多巴胺和其代谢产物高香草醛酸(HVA)含量最高,还含有高浓度的乙酰胆碱、γ-氨酪酸、5-羟色胺和去甲肾上腺素等。脑内有两个主要的上行多巴胺能神经通路。最大的为黑质纹状体束,其神经元位于黑质致密部,主要功能与动作的发动、控制有关。另一个为中脑边缘脑通路。多巴胺是纹状体的乙酰胆碱系统抑制性介质,而乙酰胆碱呈纹状体兴奋性介质,两种介质处于一种动态平衡的状态。若黑质发生病变,则上行多巴胺能神经通路阻断,多巴胺的减少或丧失使纹状体失去抑制作用,乙酰胆碱兴奋性作用相对增强,临床上表现震颤。实验表明,电刺激苍白球或丘脑可在帕金森氏综合征病人引起特征性的静止性震颤。故帕金森氏综合征可用左旋多巴加脱羧酶抑制剂及抗胆碱能药治疗。手术破坏丘脑外侧腹核,运动皮质或苍白球也能中断静止性震颤。

新纹状体病变则引起另外一组肌张力减低,运动过多综合征。例如亨廷顿氏舞蹈病时纹状体神经显著变性,壳、尾状核及黑质中 γ^- 氨基丁酸(GABA)显著减少,基底节中可催化 GABA 合成的谷氨酸脱羧酶亦显著减少,GABA 为抑制性介质,其缺乏可致多动症,基底节多巴胺含量增高、乙酰胆碱减少均可诱发多动症状,故亨廷顿氏舞蹈病可用阻滞多巴胺受体的药物(如氟哌啶醇、三氟拉嗪、奋乃静)、增加中枢 GABA 的药物(如异烟肼)及加强乙酰胆碱的药物(如氯化胆碱)治疗。

4.4.4　周围神经病

周围神经是指嗅、视神经以外的脑神经和脊神经、自主神经及其神经节。周围神经疾病是指原发于周围神经系统结构或者功能损害的疾病。

周围神经从功能上分为感觉传入和运动传出两部分。前者由脊神经后根、后根神经节及脑感觉神经组成。

周围神经纤维可分为有髓鞘和无髓鞘两种。神经纤维是周围神经结构的基本组成单位,众多神经纤维集合为神经束,若干神经束组成神经干。

4.4.4.1　常见病

脑神经疾病:三叉神经痛、特发性面神经麻痹、面肌痉挛、多发性脑神经损害;脊神经疾病:单神经病及神经痛、多发性神经病、急性炎症性脱髓鞘性多发性神经病、慢性炎症性脱髓鞘性多发性神经病。

4.4.4.2　病因及发病机制

病因复杂,可能与营养代谢、药物及中毒、血管炎、肿瘤、遗传、外伤或机械压迫等原因相关。它们选择性地损伤周围神经的不同部位,导致相应的临床表现。在周围神经发病机制中轴索运输系统意义重大。轴索内有纵向成束排列的神经丝和微管,通过横桥连接,从神经元胞体运输神经生长因子和轴索再生所需的多种物质至轴索远端,起营养和代谢作用;也可影响神经元传递信号,增强其代谢活动。轴索对毒物极其敏

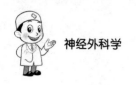

感,病变时正向运输受累可致轴索远端细胞膜成分及神经递质代谢障碍;逆向运输受累可引起轴索再生障碍。

4.4.4.3 分类

由于疾病病因、受累范围及病程不同,周围神经疾病的分类标准尚未统一,单一分类方法很难涵盖所有病种。首先可先分为遗传性和后天获得性,后者按病因又分为营养缺乏和代谢性、中毒性、感染性、免疫相关性炎症、缺血性、机械外伤性等;根据其损害的病理改变,可将其分为主质性神经病和间质性神经病;按照临床病程,可分为急性、亚急性、慢性、复发性和进行性神经病等;按照累及的神经分布形成分为单神经病、多发性单神经病、多发性神经病等;按照症状分为感觉性、运动性、混合性、自主神经性等种类;按照病变的解剖部位分为神经根病、神经丛病和神经干病。

4.4.4.4 临床表现

周围神经疾病有许多特有的症状和体征,感觉障碍主要表现为感觉缺失、感觉异常、疼痛、感觉性共济失调;运动障碍包括运动神经刺激和麻痹症状。刺激症状主要表现为肌束震颤、肌纤维颤搐、痛性痉挛等,而肌力减低或丧失、肌萎缩则属于运动神经麻痹症状。另外周围神经疾病患者常伴有腱反射减低或消失,自主神经受损常表现为无汗、竖毛障碍及直立性低血压,严重者可出现无泪、无涎、阳痿及膀胱直肠功能障碍等。

4.4.4.5 诊断

病史描述、临床体格检查和必要的辅助检查是诊断周围神经疾病的主要依据。神经传导速度和肌电图检查对周围神经疾病的诊断很有价值,可发现亚临床型周围神经病,也是判断预后和疗效的客观指标。周围神经组织活检一般用于临床及其他实验室检查定性困难者,可判断周围神经损伤部位,如轴索、神经膜细胞、间质等。部分周围神经病还可通过病理组织检查明确疾病性质如麻风、淀粉样变性等。总之,周围神经疾病的定位诊断根据上述症状、体征和辅助检查的改变并不难,而病因诊断则要结合病史、病程的发展、症状体征和检查结果综合判断,任何一项单独的辅助检查都不能作为诊断的金标准。

4.4.4.6 治疗

首先是病因治疗;其次给予对症支持处理,如给予止痛药物及 B 族维生素等。针灸、理疗、按摩是恢复期中的重要措施,有助于预防肌肉挛缩和关节变形。

4.4.4.7 康复治疗

目前认为周围神经病引发的肢体运动障碍(肌肉萎缩,肌束震颤,痉挛等)的患者经过正规的康复训练可以明显减少或减轻后遗症,有人把康复看得特别简单,甚至把其等同于"锻炼",急于求成,常常事倍功半,且导致关节肌肉损伤、骨折、肩部和髋部疼痛、痉挛加重、异常痉挛模式和异常步态,以及足下垂、内翻等问题,即"误用综合征"。

不适当的肌力训练可以加重痉挛,适当的康复训练可以使这种痉挛得到缓解,从而使肢体运动趋于协调。一旦使用了错误的训练方法,如用患侧的手反复练习用力抓握,则会强化患侧上肢的屈肌协同,使得负责关节屈曲的肌肉痉挛加重,造成屈肘、屈腕旋前、屈指畸形,使得手功能恢复更加困难。其实,周围神经病不仅仅是肌肉无力的问题,肌肉收缩的不协调也是导致运动功能障碍的重要原因。因此,不能误以为康复训练就是力量训练。在对肌肉萎缩患者运动功能障碍的康复治疗中,传统的理念和方法只是偏重于恢复患者的肌力,忽视了对患者的关节活动度、肌张力及拮抗之间协调性的康复治疗,即使患者肌力恢复正常,变可能遗留下异常运动模式,从而妨碍其日常生活和活动能力的提高。

实验及临床研究表明,由于中枢神经系统存在可塑性,在大脑损伤后的恢复过程中,具有功能恢复的可能性。

目前国内国际上一般建议在日常的家庭护理康复治疗中,使用家用型的多功能肢体运动康复仪来对受损的肌肉萎缩肢体运动恢复。它本身以神经促通技术为核心,使肌肉群受到低频脉冲电刺激后按一定顺序模拟正常运动,除直接锻炼肌力外,通过模拟运动的被动拮抗作用,协调和支配肢体的功能状态,使其恢复动态平衡;同时多次重复的运动可以向大脑反馈促通信息,使其尽快地最大限度地实现功能重建,打破痉挛模式,恢复自主的运动控制,尤其是家用的时候操作简便。这种疗法可使肌肉萎缩的肢体模拟出正常运动,有助于增强患者康复的自信心,恢复肌肉萎缩患者的肌张力和肢体运动。

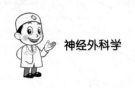
5 神经外科手术基础

5.1 神经外科手术

5.1.1 神经外科手术概述

神经外科手术的起源得追溯到1935年,当时,葡萄牙精神病学家 Moniz 和神经外科医师 Lima 合作,施行双侧前额叶脑白质切除手术,开创了精神外科学,并将该手术命名为"Moniz – Lima"手术。这种手术可以令躁狂型的精神分裂症病人变得温顺,冲动攻击行为明显减少,在北美和欧洲医学界风靡一时,它的发明者也因此获得1949年诺贝尔生物与医学奖。

5.1.1.1 发展情况

然而随着接受这种手术的病例增多、随访时间的加长,医生们发现此项手术会给部分病人带来"矫枉过正"的效果——使躁狂型的精神分裂症病人变得过于安静,出现感情淡漠甚至对外界的刺激没有反应,也可能给部分患者遗留下不可逆的器质性精神障碍,如记忆力、智能下降和人格缺陷等。因此,二十世纪五十年代后,医学界基本上已经停止应用双侧前额叶脑白质切除手术治疗精神分裂症病人。

但其后的数十年至今,神经外科手术不断发展出新的手段,在治疗部分精神疾病取得了切实的效果,医学界对其的态度也从禁用到有限制地实施。2008年4月25日,中国卫生部发布消息表示,要严格神经外科手术治疗精神疾病的技术审查管理和临床研究管理,对违规开展神经外科手术治疗精神疾病的医疗机构和医师将按规定进行处理。

5.1.1.2 国内现状

在"有限制地实施"此类手术同时,卫生部强调,"经卫生部技术审核同意的医疗机构,方可应用神经外科手术方式治疗国际学术界没有争议的、经规范化非手术方式长期治疗无效、患者脑部有器质性改变或长期频发异常脑电波、给患者家庭和社会造成严重危害的难治性强迫症、抑郁症、焦虑症的精神疾病。同时,要充分尊重患者的知情权和选择权,做好医患沟通,每例手术必须通过医院伦理委员会审查。"

随着科学技术不断发展,人们对神经解剖生理的深入研究,神经外科学界为难治性的精神病人开辟了一条与以往方法不同的手术治疗手段。据介绍,这种治疗方法的原理就是在脑内与精神活动相关的部位,破坏式切断一部分脑组织,中断它们之间的某些联系通道,起到调整脑功能的作用,达到清除精神症状的目的。而详细阅读卫生部本次发出的消息后也可得知,卫生部并非对神经外科手术全盘否定,而是加强了对医疗机构实施该手术的资格和神经外科手术适应证的管理。

5.1.2 神经外科手术需要注意的问题

5.1.2.1 加强心理干预

神经外科是主治由于外伤导致的脑部、脊髓等神经系统的疾病,加强心理干预在治疗中有十分重要的意义。究竟如何加强心理干预呢?

(1)消除心理应激

消除其忧郁心情;介绍神经外科新进展,让患者寄有希望;评估病人的心理状态,由于患者个体差异,心理素质不同,对治疗效果及治疗费用等因素均可产生恐惧、悲观、焦虑等心理。因此,护理人员要为病人创造一个安静、舒适的治疗环境,耐心讲解术后疗效及介绍成功病例,并把手术的必要性、危险性,可能发生的并发症以及术后注意事项——向患者及家属交代清楚,避免不良的心理刺激,保持情绪稳定,帮助病人树立战胜疾病的信心,以积极乐观的态度对待手术,积极地配合检查治疗和护理。术前请手术医师讲解手术过程的可靠性、安全性;帮助患者消除恐惧、焦虑情绪。

(2)密切观察生命体征

家属在心理上一时之间很难接受,遭受的打击很大,因此很容易产生焦虑、紧张,甚至手足无措等不良情绪,同时面对与患者地隔开,在一定程度上还会对医护人员产生不信任感。对亲人病情的焦虑心情、渴望对亲人疾病有关知识的了解、对亲人疾病预后的担心、对医护人员是否有足够的责任心表示担心、担心住院费用问题等。针对以上所述的心理状况,作为一名监护室护士,应本着一颗关爱、同情的心,主动去了解患者家属的心理活动和心理需求,诚恳热情地接受患者家属的提问,利用心理学原则改善患者家属情绪,给家属积极的心理支持和社会支持,协助患者家属度过哀伤过程。

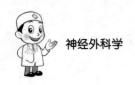

5.1.2.2 做好充分的术前准备

在加强心理干预的基础上,做好神经外科手术术前准备也是不可忽视的。进行手术前,应做好如下准备:

(1)备皮

①范围包括会阴部、大腿上段,动作轻,避免损伤皮肤,以防术后感染。

②按医嘱执行药物过敏试验,如碘剂、普鲁卡因过敏试验及必要时用到的抗生素等。

③术前6h禁食,以免在治疗过程中发生呕吐现象。

④按医嘱应用血管扩张剂静脉滴注。

⑤留置尿管。

(2)加强饮食护理及营养支持

鼓励清醒患者早期进食,一般术后第2天即可进食流食;昏迷患者5d内以全静脉营养为主,之后以插管鼻饲营养为主;根据自身情况调整饮食结构。发现血压下降、脉搏增快等,要提前做好抢救准备;定期监测胃液pH值和潜血试验,应用抗酸剂,维持pH值在3.5以上,定期化验血常规,如有不明原因的红细胞、血红蛋白和细胞压积逐渐降低,应考虑上消化道出血的可能。

(3)对留置胃管的护理

昏迷患者应该早期留置胃管,对于防治患者上消化道出血有重要作用。加强基础护理:平日每天护理口腔2次,如果出现呕血,要及时清理口腔,以防止陈旧性血液残留在口腔内引起细菌繁殖。

5.1.2.3 加强病情观察力度

一切准备妥当以后,还必须加强病情观察的力度,以确保神经外科手术的圆满成功。

(1)加强病情观察

要严密观察患者的病情变化,若是动脉瘤破裂出血,要每1小时测量生命体征、意识状态、瞳孔变化,观察四肢肌力及脑疝早期征兆,发现异常,及时报告医生共同处理。病情观察。术后每1小时测量生命体征、意识状态、瞳孔变化,加强肢体活动情况及并发症的观察,如发现问题,及时报告医生对症处理。穿刺点及手术肢体的观察。术后24h内的护理是至关重要的,应认真护理;神经外科介入应用的血管扩张剂多数选择尼莫地平(尼莫同),防止血管痉挛,在使用过程中,应做好如下观察和护理:控制滴速,术后使用尼莫地平要求维持24h,滴速要均匀缓慢,可采用输液泵控制滴速。药物应保存在阴凉处,并予遮光设备。神经系统反应:头晕、头痛,其中有些病人有轻微头痛,经再调慢滴速后头痛症状消失。心血管系统反应低血压病人[收缩压 < 100mmHg (1mmHg = 0.1333kPa)应慎用。

（2）注重排泄方面的问题

促进造影剂排泄。嘱清醒病人多饮水,未清醒者予加快输液,有利于造影剂排泄,观察尿量变化,若突然减少,应警惕有无急性肾功能不全的可能。因短时间内大量注入造影剂,可导致肾脏负担过重。要注意观察病人的生命体征和负担的平衡。

5.1.3 神经外科手术艺术

将神经外科手术技巧升华到手术艺术,应该是我们每一名神经外科医师的最高追求目标。神经外科医师面对自然界结构最复杂、功能最强大的人体大脑,外科医师将手术技巧与人文关怀相结合,手术技术才能升华为手术艺术。像绘画大师一样用丰富的想象和非凡的技艺创作出传世名画,像制表大师一样用灵巧的双手和坚韧的耐心制造出结构复杂的时间机器。

5.1.3.1 扎实的手术基本功与科学的思考方法

手术技术的提高要靠平时的点滴积累,要练就一双灵巧的双手,要学习一些基本绘画技能,能将病灶图形、手术切口、骨瓣形状和术区解剖亲自绘图。心要灵、手要巧,要注重手术基本技能的训练。要练习双手都能打线结,单手能灵活把持多件止血钳和剪刀。能准确漂亮地完成切开、止血、显露和缝合四大基本手术过程。开颅和关颅过程中要分出解剖层次,出血要少,硬膜和头皮缝合的针脚要像刺绣大师的作品一样细腻工整,头皮缝合后皮缘对合要整齐。无论手术医生还是助手,尤其当我们做住院医生时,在手术台上要养成良好的手术习惯和动作,尽可能减少无效操作或废动作。外科医生要知道:手术刀和手术器械的每一次挥动,都会对脑组织造成伤害。经过长期的临床实践,当我们成长为高年医师时,就能够将精细、准确的手术动作应用到颅内手术操作阶段。要重视手的锻炼,双手的锻炼要贯穿行医终生,魔术师的手不是先天得来的,是通过后天艰辛练就的。人的生命是最宝贵的,当我们的手触摸病人的生命中枢——大脑时,作为神经外科医师,我们更加认识到双手托付生命的意义。

手术技术的提高也要依靠科学方法,研究生要将所学的科研方法应用到对病人的外科治疗的每一个环节中。对自己参加过的每台手术要能做到举一反三、反复思考,术中仔细观察每一步手术过程和每一个手术细节,认真观察和体会上级医师的基本手术动作,术后要仔细回顾术中的细节,要勤于思考、善于总结,自己做三台手术就应该

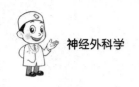

取得别人做十台手术取得的经验。这应该就是神经外科医师的天赋和灵性。

二十一世纪是神经科学世纪,科技的高度发展造就出各种先进手术器械和设备,如手术显微镜、双极电凝镊、神经导航、术中 MRI、术中 CT、手术机器人,等等。但是,再先进的器械和设备也是要靠人来操作的,人最大的优势是具有思维。病人来医院是找医生看病,最终能解除病人痛苦的是医生,器械和设备也要被具有思维能力的医生所用。在医疗活动中,人应该永远占据主导地位。

5.1.3.2 人文关怀要贯穿手术技术的提升过程

手术艺术要体现出术者对病人的人文关怀。术前要反复研究病变的影像片,要研究正常的显微解剖结构和病变的病理解剖变异,术者要在脑海中将手术的全过程预演几遍,并要充分考虑到术中可能出现的困难和对应的解决方法。术前思考的困难越多,术中遇到的困难就越少。

5.1.3.3 外科并非唯手术论

术中不为炫耀自己的技术而过多地分离、显露病灶周边脑结构,从而造成不必要的损害,除非这种分离对切除病灶具有实际意义。拥有高超手术技术是每一个神经外科医生所想望,但外科治疗并非唯手术论。

神经外科医师在切除颅内肿瘤时,要非常明确全切除、近全切除、部分切除、活检和非手术治疗的选择意义。对必须要求全切除的病变,在保证手术安全和病人术后生存质量的前提下尽可能全切除,如小儿颅咽管瘤。但是,有些肿瘤无须全切除,如视神经胶质瘤,大部分切除加术后放疗,病人可获长期生存,特别是能保存视力,提高了病人的生存质量。对于术前判定生殖细胞瘤的儿童,经过放疗和化疗,看到病儿不经手术而得到治愈,我内心安慰。对因甲状腺功能低下导致垂体增生(影像学为"垂体瘤"改变)的病人,病人服用药物后"垂体瘤"消失,看到病人因正确诊断避免手术而治愈,我内心欣慰。

5.2 手术人员和主要器械设备

5.2.1 手术人员职责和分工

手术人员职责和分工是应用于医务人员在手术时遵守的制度。例如术前应检查需用的特殊器械是否备齐。

5.2.1.1 手术者

术前应检查需用的特殊器械是否备齐,并决定操作的原则及方法,指挥、组织全部手术过程和完成主要手术步骤,尽最大努力求得预期手术效果和患者的安全。

在紧急情况下,与麻醉医师共同商定处理方法。处理有困难时,应及时向上级医师报告。

术毕检查患者全身情况,向有关医护人员交代术后的处理事项。

在不影响手术及患者的情况下,可对下级及参观人员扼要说明手术情况。

5.2.1.2　第一助手

手术开始前核对患者与手术部位,指导并协助摆放患者体位,检查所需物品及 X 线片等是否齐全。

先手术者提前 20min 刷手,进行手术区的消毒准备。

术中协助手术者进行手术区的显露、止血、结扎、缝合等,或在手术者的指导下进行手术。手术中及时提供意见和提醒手术者遗忘的事项,术后负责创口敷料的包扎等。

手术完毕,检查患者全身情况,书写术后医嘱及病理检查申请单。

5.2.1.3　第二助手

协助器械护士进行手术开始前准备工作,协助清点器械、纱布、纱垫、缝针及线卷等数目。

手术进行中,应熟悉手术步骤,配合手术者,负责手术区的显露,具体做好拉钩、吸引、蘸血、剪线、维持肢体位置等工作。

术后协助手术者或第一助手包扎创口。

护送患者回病房,交代病情及术后注意事项。

5.2.1.4　器械护士

提前 20min 刷手,检查整理器械台上用品,供给第一助手准备手术区的用品。

胸腹腔或深部手术在手术开始前及手术完毕前,要准确细致地清点器械、纱布、纱垫、棉片、缝针及线卷等数目,并与第二助手、巡回护士共同查对是否和手术前的数目相符,严防异物遗留在体腔或组织内。

手术中应密切注意手术的程序及需要,主动灵活地传递所需要的器械、敷料及针线等。新开展或重大手术,应参加术前讨论会,以熟悉手术步骤及特殊准备。

严格无菌操作,保持器械台及手术区清洁整齐和干燥。

妥善保管切下之标本,防止遗失。

手术完毕,负责清洗与整理刀、剪、精细器械及缝线等手术用品。

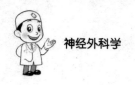

5.2.1.5 巡回护士

了解患者病情及手术步骤,做到主动配合。

负责检查、准备手术间内各种设备并协助打开无菌包。

术前核对患者姓名、床号、住院号、手术名称及部位等。检查术前医嘱执行情况与手术区的皮肤准备情况,清点病室带来物品。安慰鼓励患者,解除思想顾虑。负责摆放手术体位。根据医嘱进行输液,协助麻醉医师工作。

帮助手术人员穿好手术衣,安排各类人员就位。要坚守岗位,手术开始后及时供给术中所需的一切物品。

随时调整灯光,接好电器插座。在使用电灼器时,应正确使用电极板并保证接地良好,防止灼伤。

准确地执行手术中医嘱,在治疗及用药前须重复医师口头处方一遍并做到三对(对药名、剂量及用法)。执行医嘱完毕,应记录于病历临时医嘱内,同时告知麻醉医师记录于麻醉记录单上。

注意患者术中病情变化,观察体位是否正确,肢体是否受压,输液是否通畅,并及时纠正。

监督手术区无菌技术执行情况。

手术开始前督促清点器械、纱布、纱垫、棉片、缝针及线卷等数目并准确记录。在关闭体腔或深部手术将结束前,协助器械护士清点及核对上述物品,以防遗留于体腔或组织内。切口缝合完毕,再清点 1 次。

手术完毕协助医师包扎创口,必要时护送患者回病室,并向病室值班人员作好交接事项。

术毕清洁、整理、补充手术间一切物品,定位归原。

若遇手术中途需调换巡回护士时,须做到现场详细交班,内容包括病情、医嘱执行情况、输液情况、纱布类数目、药品及病区随带物品等。

5.2.2 手术人员着装规范及基本要求

5.2.2.1 目的

为医护人员在手术区域内规范穿着手术服装提供指导性意见,有助于保护患者和工作人员安全,降低手术部位感染(SSI)的风险。

5.2.2.2 着装原则

工作人员由专用通道进入手术室,在指定区域内更换消毒的手术服装及拖鞋,帽子应当完全遮盖头发,口罩遮盖口鼻面部。特殊手术,如关节置换等手术建使用全围手术帽。

保持刷手服清洁干燥,一旦污染及时更换。

刷手服上衣应系入裤子内。

内穿衣物不能外露于刷手服或参观衣外,如:衣领、衣袖、裤腿等。

不应佩戴不能被刷手服遮盖的首饰(戒指、手表、手镯、耳环、珠状项链),不应化妆、美甲。

进入手术室洁净区的非手术人员(检查人员、家属、医学工程师)可穿着隔离衣,完全遮盖个人着装,更换手术室拖鞋并规范佩戴口罩、帽子。

手术过程如果可能产生血液、体液或其他感染物飞溅、雾化、喷出等情况,应正确佩戴防护用品,如防护眼镜、防护面罩等。

工作人员出手术室时(送患者回病房等),应穿着外出衣和鞋。

5.2.2.3　手术服装基本要求

刷手服所使用的面料应具备紧密编织、落絮少、耐磨性强等特点。刷手服也可使用抗菌面料来制作。

面料应符合舒适、透气、防水、薄厚适中、纤维不易脱落、不起静电等要求。

手术室内应穿防护拖鞋,防止足部被患者体液血液污染,或被锐器损伤。拖鞋应具备低跟、防滑、易清洗消毒等特点。

刷手服在每天使用后或污染时,应统一回收并送至医院认证洗涤机构进行洗涤。

洗涤后的刷手服应使用定期清洁、消毒的密闭车或容器进行存放、转运。

无菌手术衣应完好无破损且系带完整,术中穿着应将后背完全遮盖并系好系带。

5.2.2.4　注意事项

刷手服及外科口罩一旦被污染物污染或可疑污染时,须立即更换。

外科口罩摘下后应及时丢弃,摘除口罩后应洗手。如需再次使用时,应将口罩内面对折后放在相对清洁的刷手服口袋内。

工作人员穿着保暖夹克为患者进行操作时,应避免保暖夹克污染操作部位。

如工作人员身体被血液、体液大范围污染时,应淋浴或洗澡后更换清洁刷手服。

使用后的刷手服及保暖夹克应每天更换,并统一回收进行清洗、消毒,不应存放在个人物品柜中继续使用。

手术帽应每天更换,污染时应立即更换。

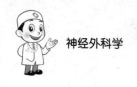

防护拖鞋应"一人一用一消毒"。

外出衣应保持清洁,定期更换、清洗、消毒。

5.2.3 神经外科常用手术器械

5.2.3.1 吸引管

与其他神经外科手术操作一样,吸引管在颅脑损伤的手术中是一件十分重要的工具。它的功能包括吸除手术野的血液,保持清洁的手术野,寻找出血点,切开脑组织,清除血肿,清除失活的碎化脑组织,协助探查颅底脑表面,吸干压在吸收性明胶海绵上的棉片、协助止血。吸引管的操作过程中,吸引力的调节是至关重要的环节。一般在切开头皮时可用较粗的吸引管,吸引力也可强一些,有利于头皮的止血。而在脑部操作时应更换较细的吸引管,并根据吸引对象的不同调节吸引力。清除硬脑膜外血肿时吸引力可大一些,但不宜用强吸引力去吸除紧密粘连在硬脑膜上的小血块;吸除脑棉片中的水分时,吸引力也可大一些。在脑组织上直接操作时,吸引力应调节到吸引管只能吸去水分和血液而不能吸动脑组织、血管和神经的程度。在所有的操作中最好吸引管下始终有棉片保护。在清除失活的碎化脑组织时吸引力也不能太大,以免损伤正常的脑组织和脑血管。吸引力的调节可通过墙壁吸引器的调节或通过吸引管侧壁开孔的多少来调节。

5.2.3.2 双极电凝

由于颅脑损伤的手术很少采用显微外科技术,双极电凝很少用到尖端很细的镊子。根据物理上尖端放电的原理,过尖的双极电凝镊只能用于弱电流情况下的电凝,功率稍有增大便可引起被凝组织的焦化,也易引起组织与镊子的粘连。因此治疗颅脑损伤用的双极电凝镊最好采用镊尖宽度大于1mm的镊子。双极电凝功率的大小应以被电凝组织不被焦化为宜,电凝开启后2~3秒钟组织变黄为较好的功率选择。双极电凝的镊子切忌用刀片或锐器去削刮,以免损伤镊尖的功能。尽管双极电凝比单极电凝对组织的热损伤小得多,但皮层和重要功能区使用双极电凝仍应及时用生理盐水冲洗降温。

5.2.3.3 脑压板

在清除脑内血肿和探查颅底时常需要用脑压板协助显露手术野,脑压板的形状应尽可能与接触面的脑组织形态相吻合,切忌将用力点集中在脑压板的尖端,否则极易造成受压脑组织的挫伤,甚至于插入脑组织内。用手扶持脑压板时用力要均匀,时松时紧很容易造成受压区域的脑挫伤和脑出血。另外还应时刻牢记,任何时候都不能用脑压板强行推压脑组织。

一些国内外的专业书籍都多少有提到手术器械的使用,包括吸引器的不同握法。如 Yasargil 的《Microneurosurgery》第 4 册提到不同手柄器械的使用差异;Perneczky 热衷于在手术中显微器械的旋转与器械在手中的平衡,把手柄设计成圆形。

Rhoton 常写手术器械的使用方法,有很多临床医师都认为正确的简单操作,也有值得推敲的地方。如很多神经外科医师(包括我自己)在开颅后,在颅骨和硬膜间填塞吸收性明胶海绵,然后悬吊硬膜。但 Rhoton 指出应该不分离硬膜,把窄条吸收性明胶海绵放在骨缘处,然后悬吊硬膜。

5.3　手术前准备与麻醉

5.3.1　神经外科手术术前皮肤准备

术前皮肤准备方法,就是我们临床上所说的备皮。即使术中无菌操作术后切口的感染仍然存在,这跟术前的手术野备皮方式、术中是否无菌操作,术后切口护理是否规范有重要关系。所以,术前备皮一直是作为预防手术切口感染的一项重要举措,优秀的手术野备皮方式不仅要满足患者对外表的要求,减轻患者的心理压力,尽快恢复术后患者的正常生活和工作。还要减少术前细菌对手术野皮肤的侵入,并且降低患者术后的感染率。所以说,如何有效合理的手术野备皮显得尤为重要,近年来,国内外学者就神经外科手术前备皮的具体方案都进行了广泛的探索与研究,但没有达成共识。因而选择适合的手术野备皮方法对神经外科患者围手术期护理具有重要的指导意义。

5.3.1.1　方法

对照组患者行传统备皮法,术前 1 天剃除全部头发,术日早晨再次备皮,常规安尔碘手术野皮肤消毒,使用无菌治疗巾覆盖并包裹头部皮肤至手术结束。观察组患者术前 1 周开始每天清洗头发,术日用电动备皮器剃除手术野周围约 2~3cm 范围的头发,用清洁剂清洗备皮后的手术野皮肤,再用安尔碘擦拭连续消毒数次,接着用含有适量碘附的纱布块覆盖于头部,最后无菌纱布遮盖并戴网帽固定。两组患者于术前 30min 取手术野皮肤采样细菌培养。

5.3.1.2　术后处理

术后 1~3d 常规使用抗生素预防感染,观察组与对照组使用情况相同。

5.3.1.3　判断标准

颅内感染术后出现发热、颅高压、脑膜刺激征、脑脊液炎性改变。

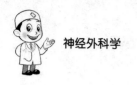
切口感染切口有红、肿、热、痛或脓性分泌物,或临床医生诊断为切口感染。

5.3.1.4 细菌检出率比较

分别对观察组和对照组进行48h细菌培养检出,观察组在细菌检出率方面低于对照组,差异有统计学意义。

5.3.1.5 感染情况

两组患者切口均未发生感染。对比颅内感染情况,观察组患者感染率低于对照组患者。

近些年来,随着人们生活水平日益提高,神经外科手术患者特别是女性患者。在治愈疾病的同时对自己仪容仪表的要求也日益提高。传统备皮法通常是术前剃除全部头发,患者即使在术后痊愈,但是或多或少会因为外貌这些因素增加他们的心理负担。而新型的电动备皮器备皮法采取得是小范围备皮,不用剔除患者的全部头发,在顺利完成神经外科颅脑手术的同时,还能减轻患者的心理压力。所以说,在心理上对患者的康复也有一定的帮助。

我们人体的头部皮肤为头发覆盖,含大量毛囊、汗腺和皮脂腺,一般不容易保持清洁,极易造成污染,所以采用何种手术前皮肤准备方法比较关键。我院神经外科手术患者术前皮肤准备采用电动备皮器备皮法,该法与传统备皮法相比,电动备皮器备皮法能够在保证术前皮肤准备完全和清洁的基础上,很大程度的保护皮肤、不仅能保证手术野皮肤的完整性,还维护了皮肤屏障对细菌侵害的抵御力。从本次的研究中可以看出,电动备皮器备皮法可以大大降低了手术区皮肤在手术间内的细菌检出率,达到了手术前备皮的目的。

由于神经外科手术创面大、侵袭性操作多,手术术后感染是神经外科常见并发症之一。切口感染可导致脑脊液漏及中枢性感染,从而造成严重的术后并发症。通过上述的临床试验,我们可以看到,术前电动备皮器备皮法与传统的术前备皮法相比较,其两者的术后感染率是不相同的,电动备皮器备皮法大大降低了患者术后的感染率,说明电动备皮器备皮法是更加安全可行的,值得我们医护人员在临床上广泛应用。

5.3.2 神经外科的麻醉

理想的神经外科麻醉应包括以下几个方面:病人头颈部生理曲度能够维持,静脉回流状况良好,失血量少;呼吸通畅,不出现咳嗽或呼吸阻塞、屏气现象;手术后早期复苏,病人意识清醒、呼吸通畅、颅内压保持稳定。但是由于神经外科疾病自身的一些特征可能造成麻醉失效或产生副作用,如幕上脑膜瘤供血丰富可能引发术中大量出血;

双额部肿瘤会引发患者意识紊乱;垂体瘤可造成患者内分泌系统功能障碍等,目前我国神经外科麻醉针对这些问题已经采取了一些措施,现将相关进展报告如下。

5.3.2.1　术前麻醉进展

(1)麻醉诱导

麻醉诱导的关键在于麻醉深度的控制,可静推2%利多卡因1.5mg/kg,也可用艾司洛尔1mg/kg代替,功能是减轻患者诱导期的插管反应,保证各项生命体征的稳定。

(2)麻醉维持

选择吸入性麻醉药如异氟醚可以增加脑血流量并抑制脑代。丙泊酚可以有效降低脑氧代谢率和脑血流量呈剂量,但如果剂量过高会增加脑血流量,破坏脑静态的内部调节功能。一般来说$PaCO_2$只要不升高对脑血流量产生的影响很微弱。

5.3.2.2　术中管理进展

(1)液体治疗

目前学界对于选择哪种液体治疗脑外伤还存在不少争议,但是实践证明,高渗液体和等渗液体相比有更好的升高血压、降低颅内压的功能,如果和胶体联合使用,疗效更为明显。单独使用晶体液时,由于必须在短时间内加大输注量,会导致组织水肿,减少组织氧的更替,容易使患者出现术后呕吐或复视、疼痛等不良反应。

(2)脑组织松弛

对于脑肿胀患者需要从以下几个方面松弛脑组织:维持中度低碳酸血、正常胸腔内压症;确保正常氧合、脑静脉充分回流;血压控制在基础血压10%以内;头部抬高呈30°;合理应用脱水药。

(3)脑保护

①低温:患者处在正常生理状态或者脑缺血时,低温都可以帮助改善脑血流量和脑氧代谢情况。一般来说,患者体温每降低1℃,可降低脑氧代谢率6%~7%,到20℃左右时,能对全部的脑电活动和维持脑细胞稳态的结构部分脑电活动起到抑制作用,所以脑电活动全部被抑制后,如果患者温度进一步降低,脑氧代谢率仍然能够持续下降。

②药物:静脉内麻醉诱导的药物通常选用硫喷妥钠或依托米酯,丙泊酚也能实现快速诱导,改善脑血流量、颅内压和脑氧代谢需要,起到脑保护和确保心血管状态稳定的功能。麻醉性辅助药如芬太尼或舒芬太尼、利多卡因等也可阻断患者对喉镜、头架固定等交感神经刺激性反应,以免患者出现应激反应性高血压。其中利多卡因已经证实能够阻断钠通道,让缺氧神经细胞能够贮备部分能量,为神经功能顺利恢复赢得时

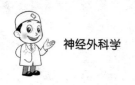

间,从而显著改善脑缺血造成的脑超微结构改变。与丙泊酚联合使用可提高利多卡因的致惊厥阈,增强镇静作用,显著降低颅压和脑氧代谢率。

③血糖:对脑缺血患者,使用葡糖糖非但不能改善脑代谢还会加重脑血神经系统的损害,所以如果患者不完全缺血时,就会出现氧气供应不足但葡萄糖持续作用的情况,使有氧代谢转为无氧代谢,增加脑乳酸,降低 PH,缓冲能力受到限制,神经 pH 降低,最终导致细胞膜破裂和组织坏死。因此血糖的高低控制对于脑保护具有重要作用,一般来说可输注胰岛素－葡萄糖－钾混合输液,使血糖维持在一个较为稳定、适宜的高度,帮助维持脑能量代谢平衡。

5.3.2.3 术后配合进展

（1）复苏方式

目前医学界关于早期——延迟复苏的观点尚有不少争议,但根据近年来实践及研究证明,一般来说对于择期手术患者和术前清醒患者,在手术后应该尽早拔管,对于气道梗阻或脑水肿患者则应做进一步观察后再决定是否能拔管。早期复苏可以方便检查患者术后神经外科功能,减少血压波动,但可能造成轻度低氧和高碳酸血症。延迟复苏可以帮助氧气供应和二氧化碳的排出,但会延长神经功能检查时间,容易引发气管导管刺激反应并发症。

（2）复苏处理

为减少术后并发症的发病率、保证患者生命安全,患者复苏过程中,应密切观察呼吸状况、通气状况和血气指标,确保患者气道顺畅,防止高碳酸和低氧血症造成的继发性脑损伤。对于颅内压增高患者,应使用镇痛药或行脑脊液引流术来保持颅内顺应性的稳定,对清醒和拔管造成短期高血压、心律失常的患者,应静脉注射利多卡因以降低心血管反应活性,此外应注意观察、预防术后创伤性疼痛和寒战等多种因子对患者新陈代谢的影响。

（3）拔管原则

患者意识清晰,自主呼吸时的潮气量大于 8ml/kg,呼气末二氧化碳分压低于 45mmHg,动脉血氧分压高于 90mmHg,血气指标、肌张力恢复正常,血流动力学平稳,满足以上条件方可拔管。

（4）颅压调控

在撤除手术头架和包扎敷料前,医护人员应注意动作的轻柔利索,防止呛咳导致患者颅内压和血压升高,也可以使用少量麻醉药直到医生接近患者头部再行拮抗。颅内压较高的病人,由于硬脑膜的张力比较大,血压高,此时如果采用各种降低颅压和血压的药物都没有效果,不可尝试加大用量来催生效果,否则打开脑膜后,血压的降低会非常明显,威胁患者生命安全。术后用药也应着力于颅内压降低,帮助脑复苏,可长期静脉滴注 0.2% 利多卡因。

(5)药物

对符合早期复苏条件的病人药物使用和选择时也应提高重视。药物尽量选择药效短、可控性佳的,比如异氟醚和丙泊酚都可用于术后早期复苏,与静脉麻醉药相比,更能帮助患者苏醒迅速、平稳。拔管前的 1～2 分钟内静脉滴注利多卡因以抑制呛咳和心血管反应,防止颅内压升高;从手术结束起到拔管后的 5 分钟可以持续静注输入前列腺素或复合利多卡因,对抑制拔管时引发的患者高血压和心动过速效果明显。

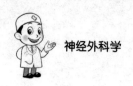

结　语

　　随着科学技术不断发展，人们对神经解剖生理的深入研究，神经外科学界为难治性的精神病人开辟了一条与以往方法不同的手术治疗手段。，这种治疗方法的原理就是在脑内与精神活动相关的部位，破坏式切断一部分脑组织，中断它们之间的某些联系通道，起到调整脑功能的作用，达到清除精神症状的目的。除此之外，人们在日常的生活中，需要不断加强自身锻炼，讲究卫生，科学饮食，不断提升生活质量，降低神经疾病的突发率。